U0010721

首度公開

最神奇的檢查技術

國際虹膜學權威醫師
羅大恩——著

額竇
眼鼻耳
胰臟
腦下腺
耳頸肩
乳房
聲帶氣管
心
肺
腎
乳房
卵巢
大腿膝足
腎臟
輸尿管

眼球檢查法

一眼就能看出疾病的根源

檢驗虹膜鈣質斑塊沉積的範圍、厚度、顏色，
準確預測可能罹患的疾病

晨星出版

推薦序一

It was back in 2011 that I first met Dr. Lo in Las Vegas, Nevada, where we were both invited speakers at the International Iridology Practitioners Association's (IIPA) 6th Annual Symposium. I had heard ahead of this incredibly humble doctor from Taiwan, and I was curiously looking forward to the opportunity of meeting him and listening to his talk.

早在 2011 年，我第一次在內華達州拉斯維加斯遇見了羅醫師，我們同時受邀在國際虹膜醫師協會（IIPA）第六屆年度研討會上發表演講。對於這位虛懷若谷的台灣醫生，我久仰大名，迫不及待與他會面，並聆聽他的演講。

He did not disappoint. As he stood at the podium, I could see the undeniable passion of a physician – skilled in his art – but also with the incredible humility and almost child-like fascination of a person who knows that there is so much more to learn. As you get to know him, you will realize that Dr. Lo lives in his own fascinating microcosm, and when he stands up to speak, he doesn't step out of it – instead, he pulls you straight into it. That is what happened to me on that first day.

他沒有讓我失望。當他站在講台時，我可以看到羅醫師熱情洋溢地展示他學有專精的研究——同時他也展現出令人難以置信的謙遜，常保赤子之心不斷學習新知。當你更了解他的時候，你會發現羅醫生活在他自己迷人的微觀世界，當他站出來說話時，他不會離開它——相反地，他會把你拉進他的世界。那是第一天發生在我身上的事情。

Little did I know that our first meeting was going to be the beginning of a long-lasting friendship that continues to grow with every passing day. While we were both different people from different parts of the world, the bond we established was not unexpected. Both Dr. Lo and I shared a common interest in natural and integrative medicine, for which we had spent years traveling the world, researching treatment options and sharing our knowledge with others. We had learned to view medicine more from the eyes of the philosopher than just the doctor.

當時我不知道我們第一次碰面是一個日漸深厚友誼的開始。雖然我們都來自世界不同處不同民族,但我們理所當然地建立起親近的情誼。因為羅醫師和我都對自然整合醫學有著共同的興趣,我們花了多年的時間在世界各地旅行,研究治療方案並與其他人分享我們的知識。我們已經學會了從哲學家的眼中看醫學,而不僅僅是醫生。

That is probably also why we met at an unlikely place – an iridology symposium. We were both keen to uncover the secrets hidden in the lesser known of the medical sciences and arts, and the truth hidden in the irises and sclera was an example of a subject that would fascinate us. That is why it does not surprise me in the least that Dr. Lo's first chapter dives deep into the application of iridology. In so doing, I applaud him for casting a credible light on a poorly understood, yet deeply meaningful and effective method of assessing and predicting health.

這也可能是我們不期而遇的原因——一個虹膜學研討會。 我們都熱衷於發現隱藏在醫學科學和藝術領域中鮮為人知的秘密,隱藏在虹膜和鞏膜中的真相就是一個讓我們著迷的主題的例子。這就是為什麼羅醫師所寫的書本第一章深入研究虹膜學的應用並沒有讓我感到驚訝。我讚揚他這樣的安排是為有效評估和預測健康的領域指出一條明路。

Dr. Lo honored me by inviting me as a Distinguished Speaker at the TIIMA Congress in Taiwan in 2012. As I toured his treatment facility, I got a full measure of the humility of this amazing individual. The number of patients he treats everyday with his love, attention, and affection, and the effort he puts in to ensure that his patients get the best possible treatments, is a subject, to me, of medical legend.

在 2012 年我很榮幸受羅醫師之邀，成為台灣 TIIMA 大會的傑出演講貴賓。在我參觀他的治療機構時，我充分體會了這位令人驚豔的醫師多麼謙虛。 羅醫師每天全神貫注用他的愛與耐心對待每一位患者，以及他為確保患者得到最佳治療而付出的努力，對我來說是一個醫學傳奇的典範。

In this book, Dr. Lo takes us through a no-nonsense, straight-to-the-point journey of some very important subjects in natural and integrative medicine. "Five Things You Must Know," his title reads. He means it – you need to know. So, if you are just browsing through this book in a bookstore, or previewing it in an online store, what I can tell you is that this book is worthy of being part of your library. The knowledge you will gain from Dr. Lo comes from a fountain of experience, and years of careful study. Enjoy the journey!

在這本書中，羅醫師直接引領我們了解關於自然整合中西醫學一些非常重要的主題。如果你只是在書店瀏覽這本書，或者在網頁上預覽它，我可以告訴你的是，這本書值得成為你收藏的一部分。你會從羅醫師身上獲得源源不絕，來自他多年詳盡研究的經驗。旅行愉快！

Antonio Jimenez, M.D., N.D., C.N.C.
Chief Medical Officer
Hope4Cancer Treatment Centers (Mexico)

推薦序二

It is with great pleasure that I write the preface to this life-changing book, Integrative Nature Medicine, Five Things You Must Know, by Dr. Ta En (Dean) Lo. As I read each page, I was deeply touched by the incredible dedication that this doctor has to truly healing his patients without the harmful side effects and suppression that can be caused by many drugs. It is rare that we find such a medical doctor who has studied medicine at length for many years and then also thoroughly studied natural medicine and iridology as well. The information that Dr. Lo presents in this book on integrative therapies, is way ahead of our time.

我非常榮幸撰寫這篇書序，此為羅大恩博士（院長）非常引人入勝的著作，「眼球檢查法：一眼就能看出疾病的根源」。當我閱讀每一頁時，這位醫師無為奉獻的精神深深感動了我，他採用的天然藥物不會抑制病症或造成有害副作用，並且成功治癒了他的患者。我們很難找到像他這樣習醫多年的醫學博士，同時也深入研究了自然醫學和虹膜學。羅醫師在這本書中所述有關整體自然療法的知識經驗，遠遠超越了現今這個時代所知。

I met Dr. Lo when he came to visit me in my office in California during the summer of 2010 to present the research he had done on the Corneal Arcus also called Arcus Senilis sign in the iris and its ramifications for elevated serum cholesterol levels. Within his study, he had incorporated the results found in the famous Framingham Study which showed that elevated cholesterol was linked to cardiovascular disease. Dr. Lo showed that when viewing a corneal the arcus senilis in the eyes, early detection may be possible and natural measures may be taken without the use of statins and their side effects to lower the cholesterol levels and to heal the cause of the problem. I was thrilled to see this research done by Dr. Lo, because my father-in-law, Dr. Bernard Jensen, who is known as the Father of Iridology for his own volumes of clinical research and who trained me, wrote about the Arcus Senilis and the cholesterol ring in his book, Iridology, Volume 1 in 1952 and reported more extensively on his findings in his Iridology, Volume 2 in 1982. This was way before modern medicine recognized the importance of this corneal sign. Its relevance and importance is crucial to understanding flaws in metabolism, especially through the liver and its subsequent serious effects on the heart, blood vessels, and entire cardiovascular system. Thus, I have also written extensively about the corneal arcus in my own textbook, Techniques in Iris Analysis, and this corneal sign is finally being mentioned in some of the better ophthalmology textbooks as well.

2010 年夏天，羅醫師到我加利福尼亞的辦公室參訪，他介紹了他對老化弧（Corusal Arcus or Arcus Senilis）所做的研究，在虹膜及其對血清膽固醇升高的影響。在他的研究中，他融和了著名的法明翰研究成果（Framingham Study），顯示膽固醇升高與心血管疾病有關。羅醫師指出，在觀察眼睛虹膜角膜時可預知病狀，並且在不使用他汀類藥物及其副作用的情況下，採取天然藥物的措施來降低膽固醇並根治病症。看到羅醫師這項研究成果我很激動，我深受我公公 Bernard Jensen 博士的啟發與訓練，他做了大量臨床研究因而被尊稱為「美國虹膜學之父」。在他的著作虹膜診斷學，第 1 卷（1952 年），寫了有關老化弧（Arcus Senilis）和膽固醇環，並在他的虹膜診斷學第 2 卷（1982 年）更全面地研究這個主題。這是現代醫學還沒意識到虹膜角膜徵兆的重要性。虹膜角膜徵兆對理解人體新陳代謝缺陷至關重要，嚴重影響肝及其對心臟、血管和整個心血管系統。因此，我也在自己的教科書「虹膜分析技術」中對老化弧（corneal arcus）進行了廣泛的描述，在一些較好的眼科教科書中也終於提及這種虹膜角膜徵兆。

In this book, Dr. Lo goes into great detail about the arcus senilis eye sign in Section 4. When seeing and measuring the thickness of this sign in the eye, Dr. Lo is alerted to immediately use the ASI or Arteriosclerosis Instrumentation Index, ABI or Ankle Brachial Index and the Cardiovascular Disease Risk

Assessment Index from the Framingham Risk study. These tests take no longer than ten minutes and without the use of harmful radiation, which can have side effects.

在本書第 2 章中，羅博士詳細介紹了老化弧（arcus senilis）。當目測到眼睛這種老化弧（arcus senilis）的厚度時，羅醫生立即使用 ASI 或動脈硬化儀器指數 ABI，或是來自法明翰（Framingham）研究的踝臂指數和心血管疾病風險評估指數。 這些測試不超過 10 分鐘，且不使用產生副作用的有害輻射。

Later in 2016, Dr. Dean Lo obtained the patent certificate (ROC Invention No. 1536965) for detecting the risk of systemic atherosclerosis by iris scan. This was a phenomenal accomplishment! Dr. Bernard Jensen would be so very proud of the amazing work being done by Dr. Ta En Lo in his clinic and with his teachings throughout the world. I was so impressed by Dr. Lo's research that I invited him to lecture twice at our IIPA (International Iridology Practitioners Assosciation) Symposium where his work was well received and tremendously respected.

在 2016 年下半年，羅院長獲得專利證書（台灣專利第 1536965 號），有關透過虹膜掃描檢測全身動脈粥樣硬化的風險。這是一個非凡的成就！Bernard Jensen 博士一定會非常讚賞羅大恩醫師在他的診所和他在世界各地的教學所做的驚人的成就。我邀請羅醫師在我們的「美國國際虹膜學學會（IIPA）研討會上進行了兩次演講，在現場他的研究受到了與會者高度的重視，給我留下了深刻的印象。

I also visited Taiwan in 2015 and 2016 to visit Dr. Lo's clinic and to lecture with Dr. Lo at his TIIMA Conference. Dr. Lo founded the TIIMA or Taiwan International Iridology Medical Association for the purpose of continuing research and training medical doctors in the field of iridology. Incidentally, while visiting there, I sprained my ankle. It was in severe pain and swelled to twice its size. Dr. Lo immediately treated me at his clinic with IV drip of glutathione and vitamin C to lower inflammation. He also used his incredible Light Wave Therapy on the ankle daily at every break in the conference. He gave me natural anti-inflammatory turmeric and bromelain tablets to take as well. Ordinarily, it would have taken weeks for my ankle to heal. By the second day, the ankle was completely back to normal size and free from pain. I was able to stand the entire day, each day for the rest of the conference to lecture. I was able to walk with no problem for long distances through the airports on the way back home. That ankle has never bothered me since. This is a small testimony to the amazing power of Dr. Lo's natural healing treatments.

我亦於 2015 年及 2016 年到臺灣訪問羅醫師的診所，並受邀在 TIIMA 會議中演講。羅醫師創辦了「臺灣國際虹膜學學會（TIIMA），旨在持續研究和培訓虹膜學領域的醫生。順帶一提，在台訪問期間，我扭傷了腳踝。我的腳踝非常疼痛，並腫脹到原來大小的兩倍。羅醫師立即在他的診所幫我施予靜脈滴注穀胱甘肽和維生素 C 治療，以減輕腫脹。會議每段休息時間，羅醫師運用他神奇的光，治療我的腳踝。他給了我服用天然的消炎薑黃和菠蘿片劑。一般常理來說，我的腳踝可能需要數週時間才能痊癒。不過就在第二天，我的腳踝完全恢復正常並且不再疼痛。在會議期間我可以站一整天並接續地演講。從機場回家的路上，我能夠順利長途跋涉，此後腳踝從未造成我的困擾。這是羅醫師令人驚艷地自然療法的小見證。

Throughout this informative book, Dr. Lo has included many Case Studies of a wide variety of illnesses that have improved remarkably with proper detection of the cause through iridology and other natural, but thorough testing and integrative therapy. With proper magnified iris photography, a well-trained iridologist such as Dr. Lo is not only able to see what is going on with the health of the entire body, but iridology is a master science in the detection of genetic weaknesses that are likely to cause health problems later in one's life. These can be seen ahead of time and treatments to prevent illnesses may be employed saving the patient from suffering from what the parents and or grandparents endured. The iris is like a small computer screen that shows every part of the human body. It is connected to the spinal cord and over a million nerves to every organ, gland and tissue. If there has been a spinal injury, it will show in the pupil border. If there are high levels of sugar in the body, it will show in the sclera. If there is an inherited pancreas, lung, heart, stomach, kidney, liver, gallbladder, skin or any other genetic disorder, it will show in the iris. The eye is also vascular and can show what is flowing through the blood to the eyes from the tissues of the body. Even weakened elasticity of the vessels that can cause varicose veins or an aneurism may be detected in the eyes.

　　在這本內容豐富的書中，羅醫師列舉了許多各式各樣的病例，這些病例通過虹膜學和其他自然檢測的整體治療，因而獲得顯著改善。通過按比例放大的虹膜攝影，像羅醫師這樣訓練有素的虹膜學家能夠看到全身的健康狀況，而且虹膜學是檢測遺傳性弱點的主要科學，畢竟遺傳性弱點可能會導致晚年健康問題。虹膜檢測可以預測這些情況，並且採用預防疾病的治療措施，以免患者日後受到父母或祖父母輩遺傳疾病之苦。虹膜就像一個顯示人體各個部位的電腦小屏幕。它連接到脊髓和超過一百萬條的神經到每個器官、腺體和組織；如果出現脊髓損傷，它會顯示在瞳孔邊界上；如果體內有高含量的糖，它會出現在鞏膜中；如果有遺傳性胰臟、肺、心臟、胃、腎、肝、膽囊、皮膚或任何其他遺傳性疾病，它將顯示在虹膜中。眼睛也可以顯示血液從身體組織流向眼睛的情況，眼睛甚至可以檢測到血管彈性疲弱可能導致靜脈曲張或動脈瘤。

Dr. Lo, having had cancer himself and healed himself with natural integrative treatments, has a deep understanding and compassion for his patients. He understands and explains here the importance of choosing safe and effective medical treatments without side effects, cleansing the body of the toxicity that is the cause of the disease and nourishing the body with the proper nutrients that can heal and repair the inflamed tissues and build the immune system. He understands and explains the importance of the balance of the body with the environment and healing the mind and spirit which can also play an important role in illness. He then teaches the patients what to do at home to prevent illness and remain healthy.

羅醫師曾罹患了癌症，並運用整體自然療法救了自己，因此富含同情心的他可以同理患者。 他理解選擇安全有效的無副作用的藥物治療的重要性，清除體內造成疾病的毒素，並用適當的營養物質來滋養身體，這些營養素可以治癒和修復發炎的組織並提升免疫系統。 他理解身體與環境平衡的重要性，並且疏導思想和精神狀態也可以在疾病中發揮重要作用。然後他教導病人在家如何預防疾病並保持健康。

In addition, I have been most impressed by Dr. Lo's success with kidney diseases and diabetes, explained in this book. Medical research shows that renal function of diabetic patients will deteriorate yearly and they end up going on kidney dialysis. Dr. Lo has had tremendous success using Bamboo Charcoal to absorb the toxins and other therapies to heal the diabetes and save the kidneys. This is phenomenal work! He uses colon hydrotherapy and chelation of heavy metals to pull toxins out of the colon and tissues throughout the body and the brain. I find in my own practice the detection of heavy metals and the safe and proper elimination of them is crucial in healing almost every ailment in which they are involved. Heavy metal toxicity can lead to migraines, skin diseases and even cancer. Heavy metals are everywhere in our modern world from the food and water we consume, to the clothes we wear and the air that we breathe. Dr. Lo provides in detail his success with detecting heavy metals and the amazing benefits of chelation therapy with specific cases.

此外，本書提到羅醫師在腎臟疾病和糖尿病方面的成功令我印象深刻。醫學研究顯示，糖尿病患者的腎功能將逐年惡化，最終進行腎透析。羅醫師使用竹炭來吸收毒素，並以其他治療來治癒糖尿病和挽救腎臟的療

法大獲成功。這是驚人的成就！他使用洗腸和螯合重金屬將毒素從整個身體和大腦的結腸和組織中排出。我在自己的臨床經驗中如果可以偵測到重金屬毒素，並且能夠安全和正確地排除它們，對於重金屬所引發的所有疾病都是至關重要的。重金屬毒性會導致偏頭痛、皮膚病，甚至癌症。重金屬在我們現代社會中無處不在，從我們日常食物和飲用水，到我們穿的衣服，甚至我們呼吸的空氣中。羅醫師詳細介紹了他在檢測重金屬方面取得的成果，以及具體病例中螯合療法的驚人優勢。

In addition, Dr. Lo has thoroughly studied and practices the latest methods of treating cancer through immunotherapy. He has had tremendous success as he describes herein with liver, lung and other forms of cancer, that can be the most difficult to cure. Dr. Lo understands and explains how the immune system is the best physician in the body to treat and cure disease. So instead of using harmful drugs that can cause severe reactions and side effects, Dr. Lo uses cutting edge, state of the art treatments including the metatrone immunization energy light-wave scanner first introduced in Taiwan in 2009 by Dr. Lo from the Soviet Union's IPP. In addition, he uses one of the most exciting immune boosting therapies proven to fight cancer – virus immunotherapy in which specific viral forms are employed that infect the cancer cells and destroy them with absolutely no side effects. Dr. Lo has reached out to every corner of the earth to stay abreast of the leading and most up to date integrative therapies in the world. He attended the International Virotherapy Center in Latvia in September, 2016 and was honored as the first licensed viral therapy physician in Asia.

此外，羅醫師還透過免疫療法徹底研究出治療癌症的最新方法。他在書中描述了這些可能是最難治癒的肝癌、肺癌和其他形式的癌症如何有效治癒。羅醫師理解免疫系統是治療人體疾病的最佳醫生。因此，羅醫師沒有使用可能引起嚴重反應和副作用的有害藥物，而是採用最先進的治療方法，包括 2009 年在台灣首度引入蘇聯 IPP 的 metatrone 免疫能量光波掃

描儀。此外，他使用了最令人興奮的免疫增強療法之一，該療法被證明可以對抗癌症——「病毒免疫療法」，其中使用特定的病毒形式來感染癌細胞並以絕對無副作用將其摧毀。羅醫師已經走遍世界的每個角落，以學習世界最先進的綜合自然療法。2016 年 9 月他出席拉脫維亞國際病毒治療中心，並被授予亞洲首位獲得「病毒免疫療法」執照的醫師。

Dr. Ta En (Dean) Lo is one of the few medical doctors who is also a Diplomate Iridology Instructor and has founded the only International Iridology Medical Association thus far in the world. He is doing ongoing research to bring more integrative therapies and proven results to all in need. His work, explained in this book, Integrative Nature Medicine, Five Things You Must Know should be read by all people who want to learn the true meaning of health and healing. It should also be read by all doctors entering a medical career. It would be my highest vision to see these therapies practiced in all major hospitals throughout the world.

羅大恩博士（院長）是為數不多同時身兼醫學博士和虹膜學的醫師，並且已經成立了迄今為止在世界上唯一的國際虹膜學學會。他正在進行的研究是為了所有需要的人提供更多的整體療法和實際應證。所有想要了解真正健康和療癒意義的人都應該閱讀這本「眼球檢查法：一眼就能看出疾病的根源」。所有進入醫療生涯的醫生都應該閱讀此書。我非常期待全世界所有主要醫院裡都能實施這些整體自然療法。

Dr. Ellen Tart-Jensen, Ph.D., D.Sc, CCII
Beginning Founder and Past President of IIPA, Diplomate IIPA Instructor
President of Bernard Jensen International
Author of Techniques in Iris Analysis and Health is Your Birthright

自序

　　高中時，選讀醫學院，是為了自己或周圍的人生病時，可以更清楚知道其來龍去脈。故醫學院畢業後，就回家鄉開業服務鄉里。後來因工作太勞累得了癌症，一開始我用傳統醫學的治療方式，第一步就是先手術，再來就是準備做化療。可是因為化療太痛苦，做了一次後就放棄。不過當時因為已應用順勢免疫療法（又稱減敏治療）在過敏症的治療，有多年的臨床經驗，是研究細胞免疫療法已一段時間，就運用自己的醫學背景，到歐洲、德國、蘇聯、美國等國家做醫學交流，並尋求所謂的「自然免疫療法」，這期間偶然發現國外的虹膜學及鞏膜學。

　　在我生病手術化療的那段期間，身體很多老人斑在 2~3 個月內一直出現。但當我排毒成功後，就發現身上的老人斑也在幾個月內漸漸消退，到現在都沒有復發。這讓我更清楚知道，人體老化的過程，都是毒素累積的表現。後來把我知道有根據的自然療法，應用到病患的治療就發現 (1) 許多癌症的治療，除了原有的手術、電療、化療以外，還有其他選擇，如自然療法、免疫療法；(2) 慢性病是有機會被治癒的，特別是早期發現時，未必只是長期吃藥控制。這在我從事「整體自然醫學」時越來越有成就感，整體自然醫學乃美國於 2007-2008 年由國家級的研究中心（NCCAM），定名為輔助替代醫學 CAM（Complementary and Alternative Medicine），近來稱為整體醫學或整合醫學（Integrative medicine）。

　　在讀了很多國外的虹膜學、鞏膜學的書後，即應用在西醫臨床專業上。結果發現「臨床虹膜學」及「臨床鞏膜學」在臨床上還蠻好應用。我即仿照美國哈佛大學「Framingham」團隊的研究方法，在虹膜學的「鈣質斑塊沉積環」，依顏色、範圍、厚度設了許多的指標，進而算出虹膜的

風險（Iris score risk/ 簡稱 IR risk）。以虹膜上的老化弧（鈣質斑塊沉積環）可精準預測中風、心肌梗塞風險。因為發現臨床虹膜學中新的實證醫學，進而於 2012 年 5 月獲得內政部核准成立「台灣國際虹膜學學會」（TIIMA）後，開始推廣研究。此「臨床虹膜學」的新發現，亦於 2016 年 9 月取得中華民國的發明專利。

臨床上的診療除了虹膜 / 鞏膜照相放大分析評估外，也和美國合作檢測重金屬，並運用了台灣 FDA 核准的醫療儀器，例如蘇聯的 NLS 非線性磁場掃描（METATRONE）、美國的量子檢測（Quantum），去評估病患的健康。再配合傳統西醫的生化驗血、X 光、超音波、肺功能、自律神經、動脈硬化阻塞及風險等電腦斷層、內視鏡檢查，進一步診斷和驗證。

臨床上的治療，除了傳統西醫的手術、藥物外，也用整體醫學的營養保健品、花精療法、光波療法、氫氧療法、頻率療法等。在累積數年的臨床經驗後，發現「整體自然醫學」臨床上的治病功效，比只用「傳統西藥」來得好。所以促成寫此書之動機，盡量以圖片及簡易文字的方式表達專業的醫學及其深奧的內容，利於分享予社會大眾。

本書的完成，要感謝我的內人林醫師協助配合整體自然醫學的門診，使我能夠專心研究最新的整體自然醫學。也感謝小犬及小女提供台灣醫學中心及歐洲醫學的最新資訊。另外還要感謝發達雲公司及診所助理楷平、怡君的協助編輯，使深奧的醫學專業問題，變得通順易了解。最後還要感謝 Dr. Ellen（美國虹膜學之父的傳人）及 Dr. Tony（美國 Hope4Cancer 之院長）之推薦序，使本書更蓬蓽生輝。

羅大恩 院長

關於大恩整體自然醫學
更多詳細資訊，請用手機掃 QR Code 即可線上觀看影片

CONTENTS

理論篇

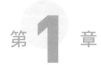

第 **1** 章

一眼望穿，一生（身）健康　21

實踐案例篇

第**2**章

疾病現形！從眼裡找出致病根源　53

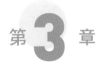
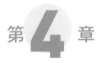

第**5**章
癌症治療新曙光　141

第1章
一眼望穿，
一生（身）健康

眼睛是我們的靈魂之窗，對每個人的重要性不言而喻。但卻很少人知道，只要幫眼睛照張高解析度的相片，注意觀察眼睛的虹膜（黑眼珠）及鞏膜（白眼球），就可以從眼睛看出每個人先天體質遺傳的弱點，及目前身體各器官的健康狀況，幫助我們點出預防保健的具體目標，避免亂槍打鳥，白費力氣，浪費金錢。

或許大家會覺得這種說法有些太過離奇，為何從眼睛可以看穿一個人全身各部位的健康狀況？為何人們在過去人生歷程中所發生的問題及重大事件都會記錄在虹膜上？我們先來說個虹膜學起源的故事，大家或許就比較能明白。

虹膜，
獨一無二的ＤＮＡ

👁 虹膜診斷學的起源

　　一八二二年匈牙利出生的外科醫師納茲凡比撒里（Ignatz Von Peczely），十一歲的時候，養了一隻眼睛很漂亮的貓頭鷹。有一天貓頭鷹摔斷了腿，納茲凡就發現牠眼睛虹膜下方出現一條黑色的深溝。在幫貓頭鷹治好腿傷，一年後貓頭鷹又飛回來，卻發現那條黑色的深溝起了變化。隨著腿漸漸痊癒，那條黑色的深溝的周圍出現了白色的線條。使他留下了很深刻的印象。

　　長大後到維也納讀醫學院時，這個狀況給了納茲凡靈感──是否人類也會有類似的情形？我們人生所遭遇的各種事件都會在虹膜上留下特殊的印記？後來納茲凡三十二歲當外科醫生時，每當手術完，就會著手收集病人虹膜手術前後的資料。從這些病歷記錄中，他發現人體各部位器官會在虹膜上有一個相對應的位置，類似「足底反射區」的概念。當各器官健康狀況產生變化時，虹膜的相對應位置也會產生變化。所以在一八六二年到一八六三年，他便著手繪出第一張人類虹膜圖，因而有了「現代虹膜學之父」的稱號。

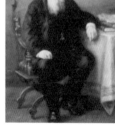

👁️ 虹膜學綜覽

　　從生理學的角度而言，眼睛和腦的硬腦膜（dura mater）是藉著視神經的纖維鞘相連且延續。眼睛直接與自律神經系統和脊髓連接，視束延伸至腦的丘腦區，因此可以和下丘腦、腦垂體及松果體有緊密的連繫。

　　這些腦中的內分泌腺體是整個身體的主要控制和處理中心，因為這種解剖學和生理學的原因，所以眼睛和身體一樣與神經、血管、淋巴和結締組織的生化、荷爾蒙、結構和代謝的過程有直接的連繫。因此我們可以說，眼睛是生理的生物能和個人的感覺與想法的反射窗口。

　　虹膜圖定位了全身的身體構造，一個人先天遺傳體質的強弱，也可以從虹膜上的纖維排列緊密或鬆散看出。

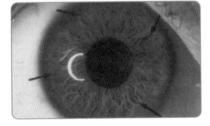

Iris Sign: Lesions or Lacunae

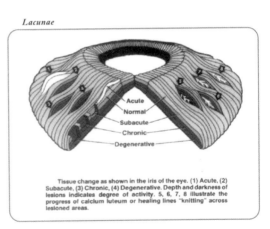

Lacunae

Tissue change as shown in the iris of the eye. (1) Acute, (2) Subacute, (3) Chronic, (4) Degenerative. Depth and darkness of lesions indicates degree of activity. 5, 6, 7, 8 illustrate the progress of calcium luteum or healing lines "knitting" across lesioned areas.

人體的抵抗力可藉由虹膜纖維的緊密度來評估，當抵抗力不足，身體受到負面影響入侵時，可以藉由虹膜上白色、灰色、黃色、棕色或黑色的區塊來評估身體反應，排除毒素、細菌、創傷，以及其他不良影響的能力。

先天遺傳體質	虹膜呈現狀況
強	黑眼珠瞳孔旁**纖維密**
弱	黑眼珠瞳孔旁**纖維疏鬆**

每個人健康狀況的改變也會有相對應的變化，並且反應在「虹膜」或「鞏膜」上，對於我們身體健康的變化狀況，是由**每個人先天基因遺傳**與**後天生活方式**交互作用而產生的結果。

從虹膜的分析結果中可看出，有那些器官是因為在先天遺傳上較脆弱，而且在未來很有可能會產生問題。如同為健康算命一般，可以在症狀尚未發生或是還沒有被診斷出來的數十年前，就可以先預測出來，而且虹膜檢測的分析方便、迅速、安全、有效，可作為領先預測的指標，因此可以說在施行預防保健的評估上，是合乎成本效益的最佳選擇。

虹膜學的科學與發展史

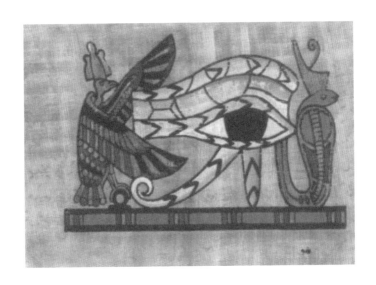

　　數千年前，中國與古埃及的醫師就已經知道，由眼睛及鞏膜可以分析身體的狀態。虹膜 (iris) 這個字來自希臘 —— 彩虹 (raibow)，從歷史背景來說，人類的眼睛似乎有一種迷戀，同時還充滿著敬畏的神祕感。印度人透過曼陀羅以符號來表示眼睛的涵義；還有透過西藏瑜伽的臍輪；濕婆的第三隻眼；希臘傳說中的賀拉斯之眼；或是透過基督教三位一體奧秘的上帝之眼等，都隱含眼睛的無限神韻。而關於虹膜學的科學實踐，至今我們所發現最古老的記錄顯示，虹膜學的闡釋表在西元前 1000 年（大約是 3000 年以前）被用於中亞（美索不達米亞）。這個訊息是在卡爾迪亞王國時代，書寫於土板上的契形文字中被發現。

「醫學之父」希波克拉底（Hippocrates）：
大約在西元前 460 年，會看病人的眼睛以獲取病人健康情況的資訊。
「必須要詢問，也要注意整個面容、身體和眼睛的症狀。」

———

《聖經》中，使徒路加醫師（St. Luke）寫道，耶穌基督說：

「你的眼睛就是身體的燈，當你的眼睛明亮，你就有了全身的光；當你的眼睛昏暗時，你就處在黑暗之中。」

———

孟子曰：「存乎人者，莫良於眸子；眸子不能掩其惡。胸中正，則眸子瞭焉；胸中不正，則眸子眊焉。聽其言也，觀其眸子，人焉廋哉？」

他的意思是：「從眼睛可以看到一個人的身體健康狀態，包括心智、意念、靈性正向與否，也可知道一個人的人格特質！」

———

匈牙利籍的培茲里博士（Dr. med. Ignaz Pezely）（1822-1911）：如前文提及關於他的事蹟外，他觀察到虹膜上的某些斑點、輪廓與疾病的關係，以及使用藥物也會造成改變，並著手繪製與器官對應的虹膜圖，奠定了他在虹膜學上的地位。培茲里博士更於 1880 年出版《自然史和醫藥科學的探索—由眼睛診斷和研究的指南》，由於這本國際知名的書，且被認為是「現代虹膜學之父」。

———

現代虹膜學於**十九世紀末起源於歐洲，二十世紀初在德國**做了很多相關臨床研究，並且發展迅速。尤其在第一次跟第二次世界大戰期間，德國抓了一千個士兵俘虜做身體解剖，觀察各種色素沉著及血管反射徵象，進一步了解器官功能的強弱。並與當時醫學的檢驗及 X 光做比對，明確的呈現了虹膜的各種體質類型，因此決定了身體健康的架構，奠定了「臨床虹膜學」的基礎。

在二十世紀前半葉，虹膜學從歐洲傳到美國，主要被內科醫師運用。但後來因為虹膜學與主流醫學院的主要理念「對抗療法」不相容，因此被打壓。尤其虹膜學指出傳統西醫治療的慢性藥物中毒的問題，結果在新興醫藥業對醫學院日漸增加的政治和經濟施壓之下，虹膜學從醫學院的教學課程中被刪除。

———

所幸，美國虹膜學在二十世紀後半葉被自然療法的醫生所保存下來。最著名的是**美國傑森博士**（**Bernard Jensen，D.C.， N.D.， Ph.D.**）做了許多的研究，並將虹膜學發揚光大，**被稱為「美國虹膜學之父」**。在同時期和他齊名的德國虹膜學家有戴克（Hp. Josef Deck）＆安傑爾（Hp. Josef Angerer）。

———

二次世界大戰終止了美國與歐洲虹膜學之間的交流，直到 1980 年代，許多德國與歐洲的虹膜學著作被翻譯成英文後，才彼此有密切的交流。結果發現雙方研究發展的結論，其相似度高達八成五，而各說各話的約有一成，剩下的便是彼此都不清楚的部分。也就是說虹膜醫學的可信度高達八成左右。

———

目前最新的「整體虹膜學」，不但包含傳統的生理評估，還能了解整個人的心理、情緒、精神、生理層面的解釋。是很值得發展與深入研究的預防醫學之一。

每一隻眼睛
都能給我們不同的資訊

就像ＤＮＡ一樣，全世界沒有兩個人的虹膜表現是一模一樣的！

眼睛	代表訊息
左邊的眼睛	和我們身體的左側相關，也是我們女性、創造性、概念性和直覺性的方面。
右邊的眼睛	和我們身體的右側相關，也是我們男性、分析性、線性和實際的方面。

所以我們可以看出意識和潛意識的行為模式，以及遺傳記憶對每個人的影響，由內心層次出發，超越了只考慮生理特性的方式。讓每個人都能夠從最根本的地方，了解他們的疾病與痛苦的源頭，使每個人都能夠在各個層次以正面的方式改變他們自己的生命。

虹膜分析

分析虹膜有兩個非常重要的問題。首先，虹膜是否顯示出該有的生命力？再來，其顯示的生命力是否足以驅散不良的物質？

這是一項極專業的技術，首先，必須以特殊高倍數、高解析度的數位相機將雙眼眼球拍照下來，之後將照片放大，並由擁有高度技巧、標準化且合格的虹膜分析師加以判讀及解析。

虹膜分析師必須由國際虹膜學會（IIPA）的認證才可執業，羅大恩院長是全球少數國際虹膜學會認證講師之一。

　　這個先進的虹膜學分析方法，目前在全球已被廣泛運用，包括用在許多不同的系統上，並且已整合成一個真正整體的診斷模式。

虹膜檢測具有指標意義的特徵：（請比對虹膜圖）

虹膜檢測	說明
坑洞 Lacuna	在黑眼珠上有坑洞，在虹膜圖上相對應位置的器官具有遺傳上的弱點。
缺陷 Defect 隱窩 Crypt	在黑眼珠上有長且深的裂縫或很深的小黑點，嚴重度比坑洞嚴重。
色素斑塊 Pigment	在黑眼珠上有不同顏色的斑塊，代表身體不同器官功能代謝上的弱點。

👁 虹膜圖表

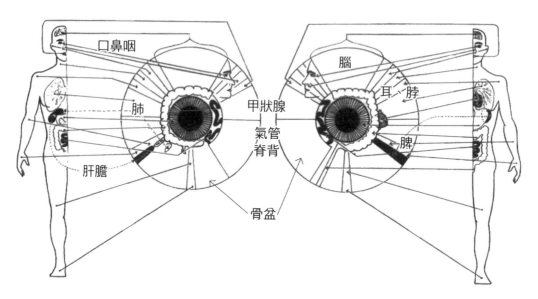

口鼻咽

腦

肺

耳 脖

甲狀腺

脾

氣管
脊背

肝膽

骨盆

美國班納強森的圖

　　虹膜圖能清楚闡述整體的概念，每個器官或部位彼此都 息息相關。

　　虹膜圖表的編排方式類似人體的構造，頭部位於圖表上方，骨盆位於圖表底部。圖表的位置設定，則根據時鐘上時針與分針的刻度而定。但有一點非常重要必須謹記的是，虹膜圖表只是提供一個近似的估計，器官位置可能並不如圖表所標示出的結果。最重要的還是，根據觀察病人虹膜所得到的結果，另外詢問其本身的病況以及有無家族病史的情形。

　　若要分辨看到的虹膜照片是右眼還是左眼，有兩個特點可以區分：

1. 右眼瞳孔的位置會較傾向右側，左眼瞳孔的位置會較傾向左側
2. 右眼的眼角會位於照片右側，左眼的眼角會位於照片左側

虹膜的幻燈片或數位照片其呈現可能不夠完整，以肉眼親自檢視對於觀察虹膜細微處的效果，比較準確且可信度高，是最理想的方式。

有四個方位指稱可用以形容虹膜圖表的方向位置：

外側——又稱顳側，最靠近兩鬢太陽穴的位置

內側——又稱鼻側，最靠近鼻子的位置

下側——位於下方的位置

上側——位於上方的位置

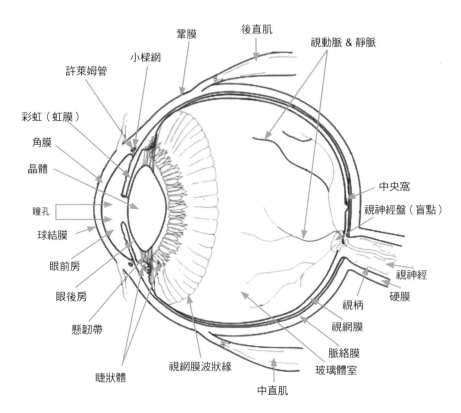

後直肌
鞏膜
小樑網
許萊姆管
彩虹（虹膜）
角膜
晶體
瞳孔
球結膜
眼前房
眼後房
懸韌帶
睫狀體
視網膜波狀緣
中直肌
視動脈 & 靜脈
中央窩
視神經盤（盲點）
視神經
硬膜
視柄
視網膜
脈絡膜
玻璃體室

最外層構造——纖維層

- 結膜——眼皮內裡覆蓋住眼球的黏膜。

- 鞏膜——一層圓形、透明、由纖維構成的膜。佔眼球外層 94%，能夠保護眼球內的部分。

- 角膜——在眼球前方之鞏膜延伸出的一層透明薄膜。彎曲的形狀，讓它能夠成為折射的重要媒介。

中層構造——血管層

- 脈絡膜——由細長的有色組織所構成，主要是供給內部視網膜營養的血管組織。

- 睫狀體(Ciliary body) ——
  脈絡膜延伸到虹膜上的部
  分，能供給虹膜營養，並
  製造水漾液。

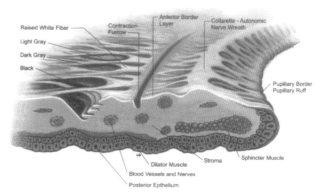

最內層構造——神經層

- 視網膜——視神經的延伸
  以及影像的接受器。

虹膜的縱切構造分為五層

（一）前內皮層 Anterior endothelium——由微小、扁平細胞所構成的一層
　　　組織。

（二）前緣層 Anterior border layer(iris color layer)——其 density 與 pigmentation
　　　決定了虹膜的顏色。舉例來說，藍色眼睛虹膜上的這層組織較薄且
　　　只有少數色素細胞，棕色眼睛則較厚且具有高密度的色素細胞。

（三）基質 Stroma——佔虹膜大部分，是虹膜的纖維組織，Stroma 中的
　　　單一條纖維稱為 trabeculae。

（四）括約肌 The dilator nuscle —— 從前方上皮組織延伸到後方，由高度
　　　缺乏彈性 (highly enervated) 的長型肌肉所組成。受相連的神經系統
　　　控制，可調節瞳孔大小。

（五）後上皮層 Posterior epithelium——虹膜中顏色較暗的一層，能防止
　　　光線直接穿透虹膜到眼睛的最後方。

　　　註：虹膜小環 (collarette) 或稱為自律神經環 —— 由動脈血管 The minor
　　　arterial circle 形成，位於瞳孔區域外圍的環狀構造。

👁 虹膜與身體的對應

瞳孔緣位於眼睛瞳孔的外圍，輪廓清晰通常呈紅棕色的環狀帶。是虹膜 posterior epithelium 的延伸，代表中樞神經系統。

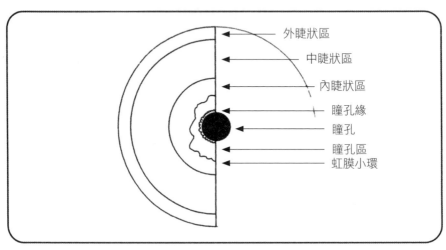

外睫狀區
中睫狀區
內睫狀區
瞳孔緣
瞳孔
瞳孔區
虹膜小環

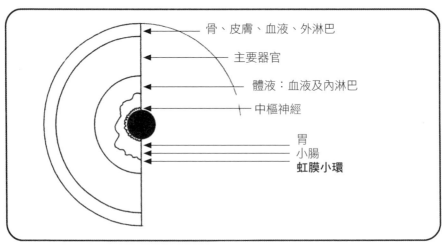

骨、皮膚、血液、外淋巴
主要器官
體液：血液及內淋巴
中樞神經
胃
小腸
虹膜小環

👁 虹膜的症狀表現

虹膜症狀以眼球部位的表現有下列幾種（區域圖表請參照 **P37**）。

1. 稀鬆區 Rarefaction
- 纖維排列稀鬆顯示該區域的生命力減弱。

2. 放射溝 Radial Furrows
- 看起來像從虹膜中心輻射出來的輪輻射狀，可能從瞳孔或虹膜小環開始。
- 表示對於消化道或腸胃道神經力不足，使相對應的區域容易受毒素侵襲。
- 在胃部區域較短的 radial furrows 顯示胃部內壁的黏液不足以因應消化作用。

3. 開放性凹陷 Open Lacunae
- Lacunae 是位於虹膜上較大的特徵，虹膜纖維是分開的且外圍有獨特輪廓，並非代表特定疾病，可能只是先天遺傳體力較差的現象。
- 開放的 Lacunae 顯示有潛在分泌毒素的特性，在一端或兩端有開口，顯示器官活力減弱。最常出現的位置是在分泌黏液的區域，如：肺、腎臟、生殖器、支氣管、喉嚨、靜脈。
- 若位於心臟或腦部區域則表示有潛在風險，會加重非黏膜組織的負擔，造成心臟病或中風。

4. 閉鎖性凹陷 Closed Lacunae，隱窩 Crypts，缺陷 Defect Signs
- 有明顯界限而形成一圈，表面無結締組織，代表器官有隱藏的遺傳性問題。
- 閉鎖的 Lacunae 則表示有毒素累積。顏色深且分散各處、不整齊的纖維代表功能降低，組織的多寡和活力成正比。
- 深色、閉鎖的 Lacunae 是囊腫及腫瘤、活力減弱以及慢性衰退疾病的警

訊。

- Crypts 是非常小的閉鎖形 Lacunae，其形狀為長菱形或鑽石形，就位於虹膜小環的內側或外側，代表有腸子的問題或器官組織有長期、重度的毒素累積，該區域的排毒能力很差。

- Defect of substance signs 是非常小的 crypts，形成鉛筆筆尖或一道裂縫，代表該區或營養不足，情況可能很嚴重。

5.　收縮溝（**Contraction Furrows**）

- 在虹膜內，位於中間以及外圍睫狀區的圓環，有時又稱為壓力環，其成因被認定是由於擴張肌收縮太久，在睫狀區中的結構凸起造成 contraaction furrows 出現，顯示其交感神經系統有不正常的緊繃。

- 代表容易因壓力而造成神經肌肉不適，常見於生活忙碌步調快的人，會減少適當呼吸，使神經肌肉緊繃造成胸腔、腹部、下背部的脊椎半脫位。

- 收縮溝的斷裂顯示神經力可能有缺陷，會有痙攣的情形且該區器官需要加強。

- 體內鈣質較少，容易增加肌肉痙攣的頻率，特別是棕色眼睛的人；若過於勉強自己可能會造成神經衰弱。

6.　放射線 **Radials**（**Reflexives**）

- 是上揚且突出的白色 Stroma 纖維，顯示身體某個部位有發炎或急性反應，身體有足夠的能量及活力來排除毒素。

- 粉紅色 radials 屬於白色 radials 中較誇張的形式，和大量充血及發燒有關。

7.　橫斷線 **Transversals**

- 相對於正常 stroma 纖維的方向，是比較歪斜的血管組織，紅色或粉紅色 transversals 屬於白色 transversals 中較誇張的形式，顯示器官有過敏

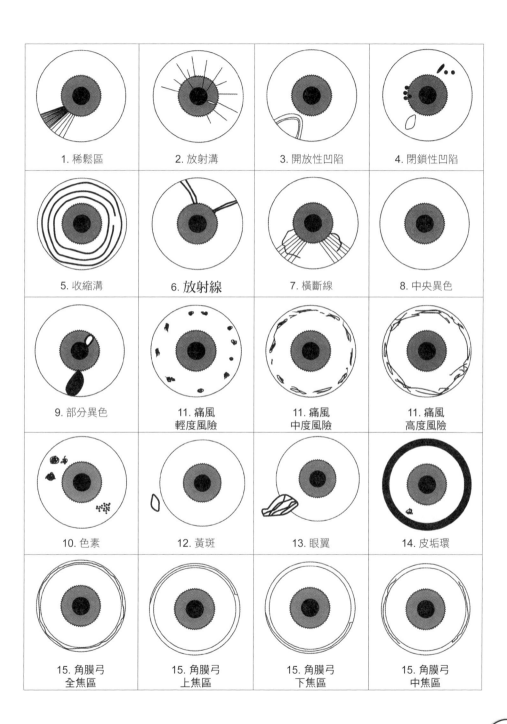

1. 稀鬆區	2. 放射溝	3. 開放性凹陷	4. 閉鎖性凹陷
5. 收縮溝	**6. 放射線**	7. 橫斷線	8. 中央異色
9. 部分異色	11. 痛風 輕度風險	11. 痛風 中度風險	11. 痛風 高度風險
10. 色素	12. 黃斑	13. 眼翼	14. 皮垢環
15. 角膜弓 全焦區	15. 角膜弓 上焦區	15. 角膜弓 下焦區	15. 角膜弓 中焦區

或發炎的傾向。因纖維組織增生，可能有器官或組織硬化的情形。

8. 中央異色 Central Heterochromia

- 大量的色點集中在虹膜小環區域，顯示其消化效率降低，還有因消化液分泌不足而導致消化及排毒功能異常，代表其肝臟、膽囊及胰臟有問題。不同的顏色顯示不同的問題：
- **橘色**：胰臟及肝臟問題
- **螢光色**：膽囊、胰臟或肝臟問題
- **稻草黃**：腎臟問題

9. 部分異色 Sectoral Heterochromia

指在虹膜上出現顏色相反的區塊，其大小及延伸的位置會有變化。是一種基因標記，根據其顏色和位置而有不同的意義。

10. 色素 Pigments

在某些區域會出現顯眼的色點，代表器官運作能力降低，且容易受壓力影響。其型態可能是特定的代謝斑點區塊 Topostable 或非特定的代謝斑點區塊 Topo Lable。Topostable 單一色點代表身體系統可能處於防禦狀態，將來會造成其他問題。Topolabile 出現多個色點則是疾病的前兆，有人甚至認為其代表目前罹患的疾病。

- **稻草黃**：腎臟問題
- **橘色**：胰臟及肝臟問題
- **螢光橘色**：膽囊、胰臟及肝臟問題
- **棕色（由淺到深或偏紅色的）**：肝臟問題
- **柏油般的黑色**：情形嚴重，可能有肝臟問題

煙草灰色素點 Snuff tobacco pigments 是由深紅棕色的點聚集在一個區域所形成的，顯示該區域代表部位與肝臟壓力之間的關係，也有

貧血的可能。

11. 痛風 Tophi or 結節 Flocculations

- Tophi 是位於 outer ciliary zone，淺色的結締組織環，看起來像白色或深色的雲或煙霧，外觀及顏色差異很大，常見於肺、乳房、橫膈膜、靜脈竇及鼻子等黏液分泌的區域。

- 顏色較濁或形狀模糊不清的 tophi，顯示其可能有長期慢性充血的情形，容易罹患感冒、氣喘、支氣管炎、腫瘤，病痛不斷。

- 有淋巴充血及免疫系統不全的風險。依其充血程度可分下列三種潛在風險（如 P37 圖示）：

12. 黃斑 Pinguecula

- 在鞏膜區域出現的腫塊，沒有其他血管構造，看起來像黃色隆起的腫塊，顯示可能有脂肪代謝異常以及肝臟壓力過大的問題。

13. 眼翼 Pterygium

- 從角膜中間延伸出去，一層較厚的結膜組織。組織增生會使底下的虹膜變得模糊，面積若太大還會影響視力。

- 其原因可能是陽光、風、沙子、強光或壓力所導致的。

- 經手術移除後，還有 50% 復發的可能。

14. 皮垢環 Scurf Rim

    在虹膜外圍有一圈較暗的藍灰色，代表皮膚及淋巴系統充血、黏液分泌過多，皮膚無法排除新陳代謝產生的有毒物質，造成腎臟、肝臟、結腸及其他排毒器官的額外負擔。

15. 角膜弓 Corneal Arcus

- 出現在虹膜邊緣，一圈較厚的、外觀呈白色或黃色，不透明的脂肪沉積，顯示其可能有心血管疾病或脂肪代謝問題，如吃太多鹹食物或無

機鹽類、動脈硬化或膽固醇過高。

- 其成因是由於微脂肪球從虹膜大環（limbus system）滲漏至角膜邊緣。
- 在四十至六十歲之間出現表示脂肪代謝變多，增加了動脈硬化及心血管疾病的風險，也顯示出可能有肝臟、胰臟或甲狀腺的問題。
- Corneal Arcus 出現的位置可以顯示出，身體有哪一部份的血管組織被阻塞住，位置不同情況亦不同。（如 P37 圖示）

👁 虹膜的體質型態

Josef Deck 依照顏色與分類出三種主要的虹膜 **constitution**：

- 藍色眼 blue- 淋巴性（Iymphatic）
- 混色眼 mixed- 膽色性（biliary）
- 棕色眼 brown- 血色性（hematogenic）

此外，根據毒素累積，其下又可區分為不同的類型，代表特定的病理傾向，且會改變病人本身健康的情況。

- 過酸的 overacid
- 發熱的 febrile
- 溼性的 hydrogenoid
- 尿酸的 uric acid diathesis
- 血脂素質 lipemic diathesis

此外還描述了在所有 Constitutions 中都可以發現的四結構，能夠顯示出病人的恢復力以及遺傳體質。

- 焦慮性的抽搐型 Anxiety Tetanic
- 締結組織型 Connective Tissue

- 神經性型 Neurogenic
- 多腺體型 Polyg Iandular

◆壓力緊張型　　　　　　　　　◆結締組織型

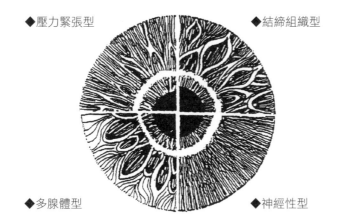

◆多腺體型　　　　　　　　　◆神經性型

虹膜
能夠告訴我們什麼

　　虹膜是整個人體的一個微架構，能夠幫助我們評估自己身體的情況，哪些部位狀況良好，哪些部位則需要幫助。

　　虹膜也不是「萬事通」。但不可否認，它絕對是一種很好的檢測工具，但是，它並不能診斷疾病，這裡，我們整理了一下虹膜可以告訴我們的一些身體狀況，以及沒辦法從虹膜檢測出來的狀況，讓大家更了解虹膜學對我們的幫助。

👁 虹膜可以看到的狀態

　　以下是你可能可以從虹膜中看出的事情，範圍廣泛，包括遺傳印記、生理、情感、心智、心靈等方面。

- 虹膜顏色可看出體質的傾向·虹膜小樑（trabeculae）結構看出體質的類型
- 聚焦功能看出體質的類型
- 先天較強的器官、腺體或其他組織結構
- 先天較弱的器官、腺體或其他組織結構
- 組織基因記憶的型式
- 有意識的想法或情感型式
- 潛意識的想法或情感型式
- 組織結構的低或高活躍度

- 營養吸收的程度
- 淋巴與免疫系統的能力
- 低功能的皮膚狀況
- 四肢血液循環
- 大腦血液循環
- 膽固醇瘀塊的形成和體內無機鹽分的高低
- 腦中風或心血管阻塞的險
- 內在壓力和緊繃度的強弱
- 組織鹽分的消耗
- 體內毒素的累積
- 一個器官對另一器官的影響
- 消化系統的低功能狀態
- 腸胃道痙攣或鬆弛的狀態
- 橫結腸的脫位
- 一個器官、腺體或組織保留營養的能力
- 組織結構中保留毒素和新陳代謝廢物的能力
- 不同器官、腺體或組織天生自我修復的能力
- 退化症狀的臨床前期
- 腸胃道的健康狀況影響其他結構
- 腎臟充血或過多黏液性質
- 情感搖擺
- 有毒物質造成疾病之前的累積
- 長期慢性低氧的狀態
- 體質偏酸性
- 心理方面有關生存的念頭

- 基本身體營養需求
- 自尊與自我形象的因子
- 出生後發展的狀況
- 出傷時的傷害以及呼吸系統
- 老化因子
- 個體心理、情感、生理、心智、心靈層面
- 想法或感受表現的壓抑
- 胰臟功能不足或悲觀的想法
- 心理或情感的疼痛或敏感
- 憤怒或怨恨
- 寄生蟲感染的可能
- 接受自己或他人的困難
- 強烈的慾望、決心和動力
- 過度反應與許多不同方面的想法
- 先天內分泌系統的功能
- 來自母親的遺傳影響
- 來自父親的遺傳影響
- 神經系統能量的專注或消耗
- 消化道轉送食物的時間
- 性傷害、性壓抑、性衝動
- 一個人如何透過五感來體驗
- 一個人出生時來自父母的經驗以及對生命的初步了解
- 一個個體整體的健康意識和熱情的自由流動

👁 虹膜無法看到的症狀

依照現今的科技設備，虹膜學尚不能用來診斷疾病。但可以用來判斷身體真正健康的程度以及狀態。初學者必須先了解虹膜學這門藝術以及科學。虹膜學目前有它的極限專業，而且如何有道德地使用這項技術是很重要的。

- 診斷任何疾病
- 判斷任何器官、腺體、組織是否已經由麻醉下手術摘除
- 判斷是否有寄生蟲感染，甚至是何種寄生蟲
- 診斷白色念珠菌是否過度生長
- 判斷一個個體吃哪種食物較多
- 判斷一個個體喝多少水
- 判斷有否懷孕
- 顯示退化徵兆
- 判讀血中膽固醇高低
- 判讀血糖高低
- 測量血壓
- 猜測一個人正在或曾經服用何種藥物
- 準確偵測出一個人身體的 ph 值
- 判斷組織內為何種重金屬沉積
- 判斷性別
- 判斷病人是否有三個腎臟
- 顯示牙齒健康狀況
- 指出是否有腫瘤或它的尺寸大小
- 評估一個人的視力

- 評估一個人的智力

　　綜合以上所說，我們可以知道虹膜檢驗中所評估的資訊可以包括以下幾項：

- 初次觀察虹膜時立即接收到的印象
- 最明顯的虹膜特徵
- 以整體體質評估身體對負面影響之抵抗力的標準——虹膜纖維（stroma）的 density 以及 shading
- 虹膜體質型態（constitutional types and subtypes）整體顏色（coloration）以結構（structure）及毒素堆積的特徵。
- 整體色素沉著（pigmentation）的形式，再來是根據虹膜圖表標示的外觀以及位置所判定的特定結構及 pigmentation 特徵，可以詳述基本的 constitution type 並使病人更加關注自己身體的問題
- reflexive 以及 transversal 特徵（畸變的單一或多條血管是發炎、過敏，以及尚未成癌情形的重要跡象）
- 瞳孔特徵一變形及平坦化，瞳孔界限／環的特徵造成目前不適的身體因素
- 過去的壓抑或重大事件（如生重病、婚姻感情、工作問題或親人離世等）導致目前問題
- 造成目前狀況的生活方式與情緒因素
- 需要改善或治療的部位應該先增加其生命力或重新回復平衡
- 早期問題所導致的失調

為什麼虹膜
能看出全身的狀況

就中醫來說，虹膜整體觀念是以血氣為傳導，在長期觀察和臨床實踐基礎上，已確定有十九條經脈為眼睛與全身保持密切的關係，這些經脈被看作是全身上下、左右、聯絡內外、氣血津液運行以及調解各部分功能的一條隱形通路，是調節人體各個部分功能的完整系統，或者說是一種聯結並發揮人的整體功能的「介質」。

由於在這種「介質」的傳導作用，局部的、外在的心理、生理、病理等變化的現象，可以反映全身及內在的變化，而全身及內在的心理、生理、病理的變化，也可以從局部及體表變化的現象反映出來，由此可知，眼睛的虹膜可作為全身的一個外在部分，而且其真正的功能就在其中。

所以，虹膜的運用將是預防醫學上一個得力的手段，能以虹膜作為整體觀察人體疾病和健康狀況的一種較完善的診斷方法。

👁 虹膜的構造

虹膜的顏色，主要有藍色及褐色，其他顏色都是混合而成。依照顏色可粗略做體質的區分，藍色屬淋巴性體質，褐色屬血行性體質，其他還有虹膜上也會出現異常色素沉澱，根據出現的部位而有不同的意義。

虹膜外觀的基本構造可分為絲狀、亞麻布狀、網狀等，主要是以纖維緊密的程度來區分，越緊密的體質越強壯。此外，當纖維出現破洞或有異常排列現象都是病態的表現。

虹膜內部主要是由結締組織構成，內含色素、血管、平滑肌。虹膜的顏色會因色素含量的多寡與分佈而有不同，一般有黑色、藍色、灰色和棕色等幾種。虹膜內有環繞瞳孔排列而成的平滑肌，叫括約肌（瞳孔縮小肌），以及自瞳孔周圍呈放射狀排列的平滑肌，叫擴大肌（瞳孔開大肌）。前者受副交感神經支配，後者受交感神經支配。

　　強光照射眼睛時，瞳孔括約肌收縮，會限制光線進入；光線微弱時，瞳孔開大肌會放大瞳孔，增加光線進入。正常瞳孔的大小與年齡、屈光狀態等許多因素有關。一歲以內的嬰兒瞳孔最小，隨著年齡逐漸增大，但青春期以後又會逐漸變小。近視眼的瞳孔會大於遠視眼。而人在疼痛、驚恐時，瞳孔也會放大，而在睡眠時，瞳孔會縮小。

　　一個完美的虹膜所顯示出來的外觀是沒有裂縫，沒有坑洞，沒有先天的遺傳弱點，纖維組織也沒有扭曲，沒有沉積，顏色很均勻，如同一塊新的絲綢布。當完美的虹膜出現變化，就表示身體方面的器官有功能性的改變或下降，身體出現不協調的狀態，就是我們所提到的亞健康。

👁 虹膜與器官對應圖

　　要學習虹膜最基本的第一步就是熟記虹膜與身體內外臟器官間的關係，記得越熟就越容易識別，研習的能力也就越強；虹膜主要是以鐘錶形式來間隔，故左右不盡相同，這也是可以用虹膜分辨哪個部位出了問題的依據，按時鐘的形式大致關係清單如下：

虹膜反射對應圖

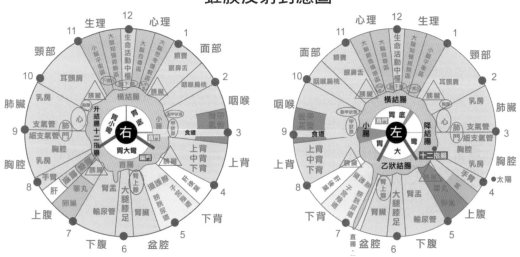

資料來源：大恩整體自然醫學診所

👁 虹膜的變化代表什麼意義

生物活性：虹膜是人眼的可見部分，處在鞏膜的保護下，具有極強的生物活性。例如，瞳孔的放大縮小隨著光線的強弱而有變化；看東西時有不自覺的調節過程；有每秒可達十餘次的無意識瞳孔縮放；在人體腦死亡、處於深度昏迷狀態或眼球組織脫離人體時，虹膜組織即完全收縮，出現散瞳現象。這些生物活性與人體生命現象是同時存在，共生共息，所以想用照片、錄影屍體的虹膜來代替活體的虹膜圖像是不可能的，也因此保證了生理組織的真實性。

非接觸性：從一定的距離即可獲得虹膜數位的圖像，無需使用者直接接觸設備，所以對人身沒有侵犯性，因而容易被公眾接受

唯一性：唯一性是指每個虹膜所包含的資訊都不相同，出現形態完全相同的虹膜組織的可能性遠遠低於其他組織。虹膜的纖維組織細節複雜且豐富，而且它的形成與胚胎發生階段，與該組織局部的物理化學條件有關，具有極大的隨機性，即便使用克隆技術也無法複製某個虹膜。同卵雙胞胎的虹膜紋理資訊也不同，同一個人左右眼的虹膜紋理也都不會相互認同。

穩定性：虹膜在人的一生中都具有他的穩定，在出生前（胎兒七個月時）就已經形成，出生六至十八個月後定型，此後終身不變。而一般性疾病不會對虹膜組織造成損傷，也不會因職業等因素而造成磨損。

防偽性：不可能在對視覺無嚴重影響的情況下用外科手術改變虹膜特徵，更不可能將一個人的虹膜組織特徵改變得與某個特定物件的特徵相同，凡用照片、錄影或以屍體的虹膜代替活體的虹膜圖像，都是可以被檢驗出來的。

虹膜右眼反射區

依照反射區，各種亞健康、疾病都會呈現

右眼反射區位置	照片	說明
12 點鐘 （10 點 ~2 點） 鈣質斑塊沉積環		（1）老化弧 （2）易中風 （3）老人痴呆 （4）固執
3 點鐘 （3 點 ~5 點）		（1）毒素塊卡在胸腔區 （2）胰臟負擔過重 （3）消化不良
6 點鐘 （5~7 點）		（1）大腸隱窩及缺陷 （2）醫學臨床上已診斷為 大腸癌及肝臟轉移
9 點鐘		（1）高尿酸體質 （2）心臟坑洞 （3）遺傳性心臟病

關於過敏源
更多詳細資訊，請用手機掃 QR Code 即可線上觀看影片

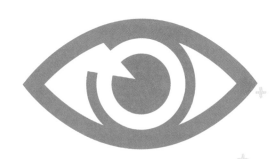

第2章
疾病現形！
從眼裡找出致病根源

虹膜學是透過眼睛瞳孔的變化來推斷一個人的健康狀況的學問，因此只要檢查虹膜上的五大現象：坑洞、裂縫、斑塊、線條、顏色的變化，就可以分析全身各部位的健康狀況。而個人過去人生歷程中所有發生的問題及重大事件，也都會記錄在虹膜上，所以虹膜不但是了解自己身體與對話的一個窗口，同時，由於虹膜能即時顯現身心健康上的弱點，因此可以及早針對問題進行健康方面的調整。

預測腦中風、
心肌梗塞的風險「老化弧」

　　當我們觀察眼睛的虹膜（黑眼珠）時，若發現周圍有一圈或半圈藍灰、灰白、乳白色時，就需要特別注心血管方面的問題，而這一圈（弧）就是所謂的老化弧，亦稱為「鈣質斑塊沉積環」。因為根據醫學臨床上長期的觀察，愈上年紀，此環愈明顯，因此亦稱之為「老化弧」，但老化弧在現今的社會環境中已不再是老年人的專利了。

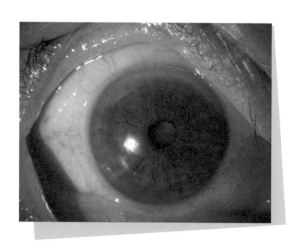

　　「鈣質斑塊沉積環」出現的部位，通常在虹膜的最外圍。根據美國虹膜學長期的臨床觀察，當「鈣質斑塊沉積環」出現時，表示器官組織、血管循環代謝不良，並且有血脂肪偏高的現象，容易形成血管彈性硬化的現象，代表病人很有可能伴隨著**動脈硬化**或**高血脂症**。「鈣質斑塊沉積環」依嚴重度區分，可能會出現藍白、灰白、乳白，而並非都是白色。

根據筆者多年的臨床研究觀察，當「鈣質斑塊沉積環」顏色越**偏向乳白色、厚度增加、範圍越大，表示血管循環代謝不良的情形越嚴重。**

老化弧的形成通常與下列狀況有關：

> 現代人的健康危機：空汙、水汙、食汙，如 PM2.5、化學毒、重金屬。
> 攝取過多的食鹽、添加防腐劑的食物，以及回炸多次的變質油……而像是罐頭食品、香腸、醃製、泡麵……等也都是，此外，自來水中的氯或老舊水管剝落的鐵鏽、鉛，在日積月累下，較易形成動脈硬化症、高血壓、骨質疏鬆症、關節炎、體力衰退、記憶力變差、精神不能集中等現象。

👁 動脈硬化的先知

動脈硬化是一種漸進式的疾病（沉默的疾病），疾病初期並無任何的症狀，等到有症狀出現時，大多已經嚴重到引起併發症了。而動脈硬化的成因，有許多是因為抽菸、飲食習慣、肥胖、高血脂症、高血壓，甚至隨著年紀增長，即使在沒有以上幾種因素的情況下，血管彈性也會日漸退化，所以定期檢查是很重要的工作。

根據衛生署建議，血中膽固醇或相關的脂蛋白，理想的數值應是：

指標	理想數值
膽固醇（TC）	< 200mg／dl
三酸甘油脂（TG）	< 150g／dl
高密度脂蛋白（HDL）	> 40mg／dl
低密度脂蛋白（LDL）	< 100mg／dl

根據許多大型研究證實，高血脂症更是引起動脈硬化、高血壓、心臟病、腦中風、糖尿病等重要的危險因子。若能及早發現，就可以避免遺憾的發生。然而，就像我們前面說過的，動脈硬化一開始並沒有明顯的症狀，這時，藉由觀察虹膜的變化，或許就能有很大的幫助。

在歐美及亞洲的醫學研究均指出，由虹膜看到的老化弧，代表著高血脂動脈硬化的現象。

虹膜是人體健康的縮影，體內的變化可以表現在虹膜中，而且能對我們提出警訊，讓我們能與自己的身體對話。虹膜「鈣質斑塊沉積環」的顏色變化，確實能在症狀最早時就發現，血脂肪濃度的好壞比例以及血管硬化的程度。因此虹膜檢測中「鈣質斑塊沉積環」的變化，就能讓我們在心血管疾病尚未發病前，及早預知動脈硬化及其風險的訊息，因此可作為預防及保健心血管的領先指標。由鈣質斑塊沉積環中的厚度測量，更能精準預知心血管疾病的風險。從鈣質斑塊沉積環的範圍大小便能提早得知，身體中那個器官最先受到影響，而且會導致病變。

👁 動脈硬化的檢測

動脈硬化檢測儀可測知，ASI（動脈硬化指數）、ABI（Ankle Brachial Index），以及十年間心臟血管病變風險評估指數（Framingham Risk）。

檢測只需十分鐘左右，安全無輻射，只需要在病人四肢綁上類似量血壓的壓脈帶即可，再配合抽血檢測血中膽固醇、三酸甘油酯、高密度膽固醇、低密度膽固醇、且經由電腦分析來推算心血管阻塞的風險指數。

當虹膜外圍出現老化弧的情形時，因涉及突發性具有生命危險的中風及心肌梗塞的問題，需特別謹慎不可輕忽，應盡快接受動脈硬化檢測，以了解血管彈性、血管阻塞程度，以及發生腦中風、心肌梗塞的風險。

因為台灣的醫學院未教授虹膜學，在西醫的臨床訓練過程中，也未曾有此一門學問，故筆者開始自習虹膜學。在研讀了很多國外的虹膜學教科書後，並應用臨床虹膜學於西醫臨床專業上，結果發現臨床虹膜學的評估應用在臨床上，效果很好。

　　之後又因好奇心使然，收集了一百個虹膜上有「鈣質斑塊沉積環」的臨床案例，和全世界西醫公認的「Framingham Risk」及「全身動脈硬化」做研究比對，因此意外發現臨床虹膜學中，新的實証醫學！

　　筆者又仿照哈佛大學「Framingham」團隊的研究，在虹膜學的「鈣質斑塊沉積環」，依顏色、範圍、厚度設定了許多的指標，進而算出虹

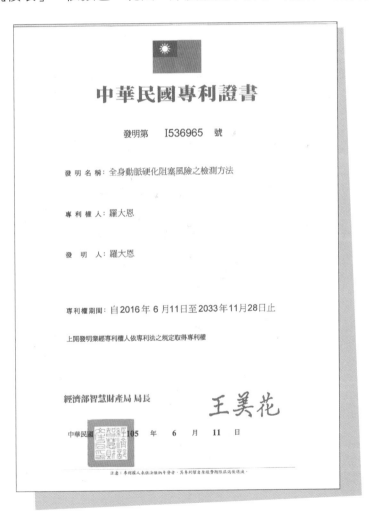

中華民國專利證書

發明第　I536965　號

發 明 名 稱：全身動脈硬化阻塞風險之檢測方法

專 利 權 人：羅大恩

發 明 人：羅大恩

專利權期間：自 2016 年 6 月 11 日至 2033 年 11 月 28 日止

上開發明業經專利權人依專利法之規定取得專利權

經濟部智慧財產局 局長　　王美花

中華民國　105　年　6　月　11　日

注意：專利權人未依法繳納年費者，其專利權自年繳費期限屆滿後消滅。

動脈硬化專利証書

膜的風險（Iris score risk ／簡稱 IR risk）。另人更驚訝的是發現 IR risk 和 Framingam risk（CVS risk）在統計學上，是成等比例的正相關。甚至導出二元一次方程式的公式：**CVS risk=2.739+4.21*IR risk** （R2=51.9%，P=0.000）

筆者於 2016 年 6 月取得【虹膜掃描檢測的全身動脈硬化阻塞風險檢測方法】專利證書（中華民國專利證書發明第 I 536965 號），以虹膜上的老化弧（鈣質斑塊沉積環）可知全身動脈硬化阻塞的範圍，精準判定中風、心肌梗塞風險。

從此，病患多了一種選擇，可以選擇不必做侵入式的檢查，經由檢測自己虹膜上的表現，即可預知腦中風，心肌梗塞的風險，為心血管防治工作提供安全、簡便、準確的評估工具，除了可以作為提早預知風險的檢測工具外，虹膜檢測更可以做為治療成效評估及改善的依據。

之後筆者又更進一步研究，若虹膜表現上沒有「鈣質斑塊沉積環」的現象，則發生心血管阻塞的風險為何？結果發現 100 個病患中，只有 7% 為高風險（>10%），71% 為低風險（<5%）！故因此更顯示出虹膜的老化弧（鈣質斑塊沉積環）的出現與否，可精準地告知我們身體腦中風、心肌梗塞的機會高低！

望穿全身健康
的鞏膜學

鞏膜是眼球壁的最外一層，由緻密的膠原和彈力纖維構成，其結構堅韌，不透明，質地堅硬呈磁白色。血管很少，前面與角膜，後面與視神經硬膜鞘相連。鞏膜表面被眼球筋膜和結膜覆蓋。鞏膜包括表層鞏膜、鞏膜實質和棕黑層。表層鞏膜血管豐富，易形成變態反應性病灶，鞏膜深層則血管及神經很少，不易患病。眼球外膜的後面六分之五，是白色堅韌的鞏膜，具有保護作用。

鞏膜是有一定彈性的眼睛，是個球體，鞏膜若失去彈性變硬，眼睛就容易變形，而出現變形的最普遍問題是青少年的近視。

鞏膜前緣接角膜緣，後方與視神經的硬膜鞘相延續。

鞏膜與角膜交界處外面稍內陷，稱作鞏膜溝。

靠近角膜緣處的鞏膜實質內，有環形的鞏膜靜脈竇（sinus venous sclerae），它是房水流出的通道。

鞏膜正常呈乳白色，呈現黃色是黃疸的重要體癥。老年人的鞏膜略呈黃色，先天性薄鞏膜呈蔚藍色。

👁 鞏膜可以看到身體可能出狀況的範圍

鞏膜代表我們後天的健康狀況，它可以讓我們了解身體裡累積的毒素成因。事實上，在還沒有診斷出疾病（也就是一般我們所說的亞健康時期）之前，毒素就已經默默的在身體裡累積了，鞏膜之所以能夠及早偵測出身體的變化，最主要的原因是，一旦有毒素入侵身體，我們的血管就會

為了排毒而產生一些變化，而鞏膜就會反應出血管的變化，所以觀察鞏膜自然就能及早知道毒素影響的範圍有多大。

除此之外，鞏膜學在後續的治療上，也扮演了很重要的角色。假若疾病已經發生，不論我們是接受西醫、中醫還是自然醫學的治療，如果想要知道毒素是否已經離開身體，那麼觀察鞏膜也是一個很好的方法之一。

鞏膜學（白眼球）是一個方便、安全、有效、非侵犯性的檢測方法，當身體受到疾病、壓力、失衡或能量受阻等情形時，就會產生阻塞的問題，受影響的身體系統便會受到壓力及神經脈流的壓迫，而將這些訊息傳送連結到鞏膜（白眼球）上，並且在鞏膜上出現代表阻塞的紅色線條。而當毒素被清除排出後，在身體狀況轉好時，就可以在鞏膜上觀察出代表療癒的線條。

👁 鞏膜阻塞的成因

阻塞成因	說明
細胞的生化作用失衡	缺乏基本營養（如：胺基酸、酵素、維生素、礦物質、脂質。） 有毒素存在（如：感染、荷爾蒙、重金屬、寄生蟲、化學物質、輻射、大分子蛋白質等。）
身體構造受到衝撞	
生理機能退化	
情緒壓力	悲傷、憎恨、自責、罪惡感、負面想法、自我受限，也會在鞏膜上呈現受到影響。

只要我們照鏡子，看看我們的眼白，應該都不難發現，眼白上有著長短、粗細、深淺不一的血絲，或有黑點及色素塊，而且這些紋路的深淺

與線條，似乎會隨著時間與身體狀況而有所變化，當身體狀況差時，可能會發現眼睛發紅、充滿了血絲，也可以發現血絲數量又多又密，甚至互相串聯，但當身體狀況變好時，線條就會變少、變短、變淡、變細、變直，這就是療癒線條。

　　鞏膜學的生物能量訊息，串連了傳統西醫與傳統自然療法，而成為橋梁。

生物能量訊息	主要是建立在那些來自經絡或生物能量的訊息，也是將經絡的狀況和血液特質、神經分佈以及淋巴輸送的情形予以結合的地方。
傳統自然醫學療法	分子矯正營養與藥物療法，如系統藥草學、順勢醫療、生物磁療法、色彩療法、聲音療法等。

鞏膜反射對應圖

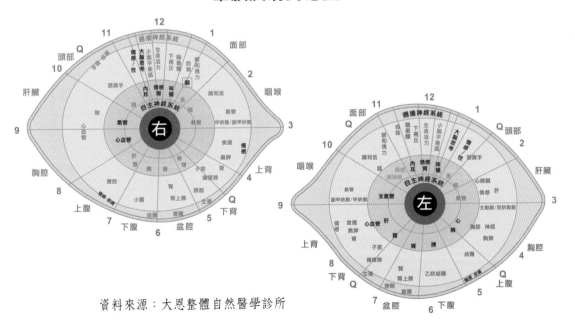

資料來源：大恩整體自然醫學診所

👁️ 鞏膜學是一個良好的評估工具

目前的醫學診斷，大多建立在一連串定義明確的方法上，包括症狀分析、X 光片、驗血結果，以及顯微鏡所辨識出的微生物或病變。但有部分檢查是具有侵犯性及危險性的。

而鞏膜學檢測只需幫眼睛照張高解析度的相片，注意觀察眼睛的鞏膜（白眼球），具有方便、安全、有效、非侵犯性、無輻射的優點。是評估全人健康的一門絕佳科學。

透過快速檢視人的眼睛，鞏膜學家能夠查明阻塞壓力是從那個器官或組織所產生的，以及是哪個器官或哪個區域的延伸，並且影響了哪些器官或組織，影響的範圍有多大，以及身體如何反應等。這些都可用來作為積極的預防保健及具體明確的根據，並且可以在器官組織尚未被侵犯破壞之前，就能提早數年預測出來。

虹膜右眼反射區

依照反射區，各種亞健康、疾病都會呈現

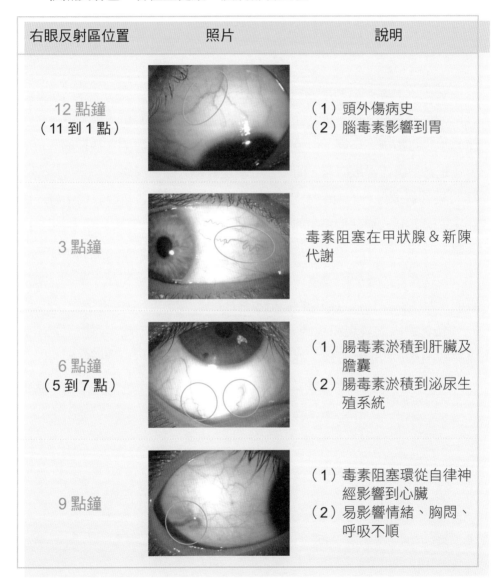

右眼反射區位置	照片	說明
12 點鐘 （11 到 1 點）		（1）頭外傷病史 （2）腦毒素影響到胃
3 點鐘		毒素阻塞在甲狀腺＆新陳代謝
6 點鐘 （5 到 7 點）		（1）腸毒素淤積到肝臟及膽囊 （2）腸毒素淤積到泌尿生殖系統
9 點鐘		（1）毒素阻塞環從自律神經影響到心臟 （2）易影響情緒、胸悶、呼吸不順

慢性過敏，
從眼裡找出過敏源

從虹膜、鞏膜去判讀過敏並不是我們的主力。

過敏在醫學上的診斷，主要是依靠症狀，像是常見的急性症狀，如：流鼻水、起疹子……等，以及驗血檢查出導致過敏的原因，過敏的程度，但這是針對急性過敏而言，而慢性過敏是較被大家所忽略的。

慢性過敏是一直存在身體裡的症狀，例如，莫名其妙心情不好、頭痛、食欲不振、失眠等情緒問題，是過敏現象；而胃腸敏感、胃食道逆流、大腸急躁症、排便不順……這是屬於胃腸敏感，也是過敏；總覺得喉嚨卡卡，有異物感，吞嚥困難等感覺問題，這也是過敏……當然，眼睛、皮膚等的異常症狀，往往也都是過敏的反應。

慢性過敏的表現和我們傳統的認知是不同的，因此，要找出過敏源就比較困難，而這種時候，虹膜、鞏膜的檢測判斷就可以發揮作用。

這裡，我們先來看看幾個臨床上的案例：

案例

慢性食物過敏原，解決長期的胃痛

　　到台中教授瑜珈的印度瑜珈大師，崇尚自然，所以在選擇食物上，他認為：食物可以改變一個人的健康行為，我們應該要為了健康而吃，而不是因為食物本身的味道。照理說他吃得這麼健康、這麼養生又常練瑜珈鍛練身心，應該是百病不侵，健康指數破表才對。

　　但瑜珈大師卻有隱疾，他持續胃痛了三、四個月，在台中照了胃鏡也吃了西藥卻都無效。原本希望運用本身的專長及健康知識，來克服胃痛，但效果不大。

　　經朋友引薦後，南下至大恩整體自然醫學診所，在羅院長診治後，接受【DNA慢性食物過敏原】檢測，竟然發現印度大師對「杏仁果」及「蜂蜜」有嚴重過敏，知道結果後他嚇了一跳！因為他幾乎天天吃大量的杏仁果及蜂蜜。因為認為吃糖不好，所以他都用蜂蜜取代糖，而且他也認為動物性蛋白不好，所以都會固定吃植物性蛋白質，如：杏仁果、堅果。沒想到，杏仁果及蜂蜜竟然是他的地雷食物。

　　對別人來說排行榜上有名的健康食品，竟然是會讓他生病的食物，所以在避開對他會造成過敏原的食物，並接受整體自然醫學的排毒療法二周後，就解決了印度大師的胃痛。

【檢測眼球呈現】

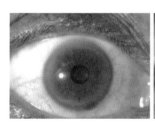 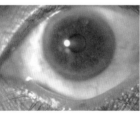

虹膜所見

有嚴重的老化弧（年青人），下焦稀鬆區、腦部坑洞、腦部心臟多處坑洞、弱結締組識、虹膜小環消失、人格特質內向。

鞏膜右眼反射區

依照反射區，各種亞健康、疾病都會呈現

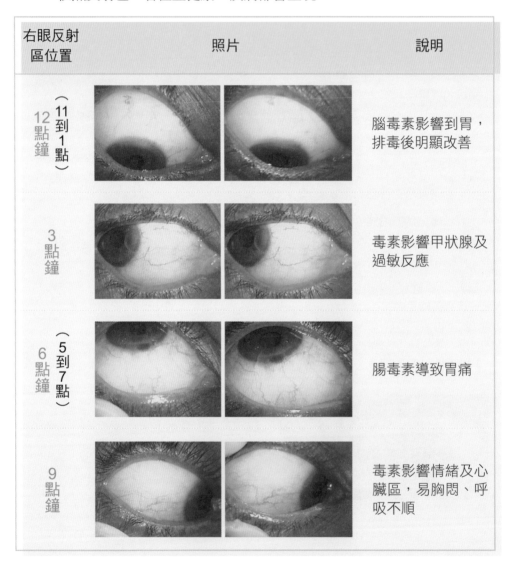

右眼反射區位置	照片	說明
12點鐘（11到1點）		腦毒素影響到胃，排毒後明顯改善
3點鐘		毒素影響甲狀腺及過敏反應
6點鐘（5到7點）		腸毒素導致胃痛
9點鐘		毒素影響情緒及心臟區，易胸悶、呼吸不順

鞏膜左眼反射區

依照反射區，各種亞健康、疾病都會呈現

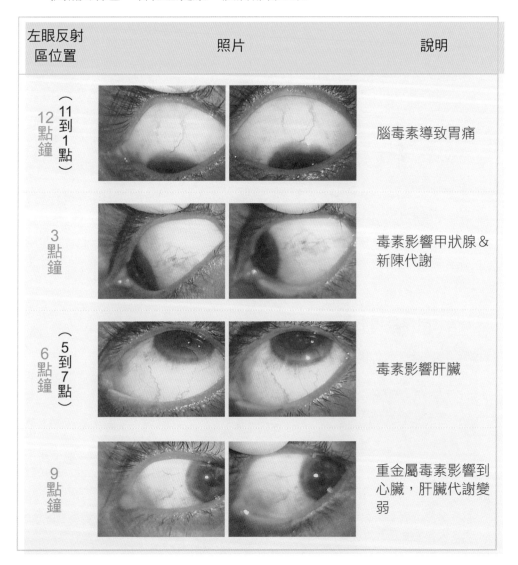

左眼反射區位置	照片	說明
12 點鐘（11 到 1 點）		腦毒素導致胃痛
3 點鐘		毒素影響甲狀腺 & 新陳代謝
6 點鐘（5 到 7 點）		毒素影響肝臟
9 點鐘		重金屬毒素影響到心臟，肝臟代謝變弱

案例

長期吃「米飯」，導致過敏性鼻炎、失眠、腎功能差

　　大學資工系 I 博士，從小就有過敏性體質，到了高中過敏性鼻炎很嚴重，但都只能吃吃藥壓壓症狀，到了三十歲結婚時，出現了尿蛋白、腎功能差的問題，而且在 47--50 歲因失眠，吃了三年的安眠藥。

　　50 歲那一年在接受了羅院長的診療後，檢測了【DNA 慢性食物過敏原】，當羅院長依過敏原檢測結果，告訴他長期吃米飯對他身體不好時，他卻回應說：「不會！不會！我從小吃米到大都沒事」。因為慢性食物過敏對身體的影響，常是不自覺，是經年累月地累積進行。

　　後來他接受了羅院長的建議，盡量以其他食物替代米飯，並另外接受【能量免疫療法】及【營養排毒療法】後，在沒有服藥的情況下，一個月後尿蛋白就改善了，也不用再服用安眠藥。鼻過敏的問題也從此改善了。至今已經五年了，幾乎沒再發作。結果這些困擾的問題，竟然不藥而癒，令他嘖嘖稱奇，目前仍維持每三、四個月回診追蹤。

【檢測眼球呈現】

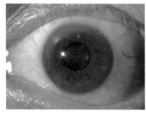 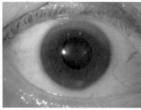

虹膜所見
1. 老化弧（易腦血管阻塞、忘東忘西）
2. 胰臟、腎臟先天缺陷，易得糖尿病
3. 家族史：媽媽有糖尿病

Note
慢性食物過敏並非表示這些食物不好，而是表示這些食物對一般人是營養，但對過敏的人則是免疫上的負擔！

鞏膜右眼反射區

依照反射區，各種亞健康、疾病都會呈現

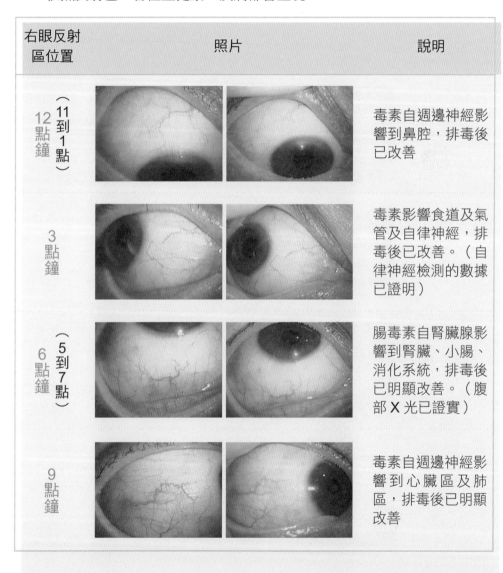

右眼反射區位置	照片	說明
12點鐘（11到1點）		毒素自週邊神經影響到鼻腔，排毒後已改善
3點鐘		毒素影響食道及氣管及自律神經，排毒後已改善。（自律神經檢測的數據已證明）
6點鐘（5到7點）		腸毒素自腎臟腺影響到腎臟、小腸、消化系統，排毒後已明顯改善。（腹部 X 光已證實）
9點鐘		毒素自週邊神經影響到心臟區及肺區，排毒後已明顯改善

鞏膜左眼反射區

依照反射區，各種亞健康、疾病都會呈現

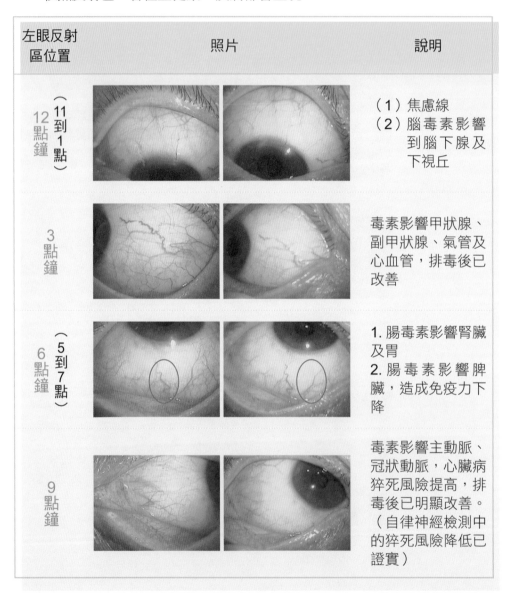

左眼反射區位置	照片	說明
12點鐘（11到1點）		（1）焦慮線 （2）腦毒素影響到腦下腺及下視丘
3點鐘		毒素影響甲狀腺、副甲狀腺、氣管及心血管，排毒後已改善
6點鐘（5到7點）		1. 腸毒素影響腎臟及胃 2. 腸毒素影響脾臟，造成免疫力下降
9點鐘		毒素影響主動脈、冠狀動脈，心臟病猝死風險提高，排毒後已明顯改善。（自律神經檢測中的猝死風險降低已證實）

案例

香蕉、杏仁慢性食物過敏，導致嚴重多重的慢性病

J 女士今年 77 歲，家住嘉義縣六腳鄉，在朴子的老人大學上課，因為在院長的一次授課中，認識整體自然醫學，覺得這套療法應該對自己會有幫助，於是前來就診。主訴症狀是心肌梗塞、心律不整、走路會喘、睡眠品質不好。心臟裝有心律調節器（俗時裝電池）。診斷後，院長從慢性過敏及自律神經失調來幫她調理，因此開始每週規律的治療。

建議先找原因，檢查過敏原，提升免疫力及穩定自律神經。檢測結果是「香蕉」和「杏仁」的慢性過敏反應很強，表示她並不適合吃香蕉和杏仁，應該避開這兩樣食物，以免造成腸漏症，使毒素影響全身健康。結果，董女士爆料這兩樣東西剛好都是她天天吃的，因為香蕉是自家種的，故取代飯吃。杏仁粉是在台北的兒子認為養生買來孝敬她的。知道原因以後，她便依治療原則做為養生保健的依據，一週一次「能量排毒」及「免疫治療」，免疫力大幅提升，部分症狀已改善，最明顯的是走路與工作不再會喘了。

【檢測眼球呈現】

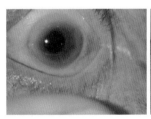 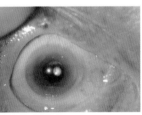

虹膜可見
1. 嚴重老化弧
2. 肝臟、甲狀腺代謝差

從【虹膜】的觀點看：

（一）心臟有問題：容易中風、心肌梗塞

（二）新陳代謝有問題：由抽血報告顯示已有以下問題

　　　1. 腎功能不好（GFR：78.4；TP：6.5）

　　　2. 糖尿病（血糖 226）糖化血色素（HBA1C：6.8）

　　　3. 甲狀腺低下（4.1）

4. 尿酸高（7.5）

5. 肝功能不好（B 肝病毒 2444）

（三）外環呈現藍色，表示血液有問題。抽血報告顯示血小板（10 萬）數量不夠，
白血球（3900）過低，輕微貧血

（四）嚴重老化弧：容易心肌梗塞、腦中風（自律神經檢測之猝死風險及動脈硬
化風險亦已證實）

因有嚴重的老化弧，所以建議做全身動脈硬化檢測，檢測結果，血管硬化指
數 341，於是將調理重點放在軟化血管，經調理後，動脈硬化指數已降至 164，
最近該病人（106.11.13）於高雄長庚醫院的核子醫學檢測心臟血管狀況，結果完
全正常，所以 J 女士也是排毒成功的案例。

Note
許多慢性病、新陳代謝疾病，甚至失智失能或心血管阻塞疾病，常和長期不適當的
食物（慢性過敏原）有關！

鞏膜右眼反射區

依照反射區，各種亞健康、疾病都會呈現

右眼反射區位置	照片		說明
12點鐘（11到1點）			腦毒素影響到小腦及大腦思考區，易頭暈而且反應變慢，排毒後已經改善
3點鐘			毒素影響甲狀腺及氣管，所以甲狀腺低下，排毒後已改善（抽血數據已證實）
6點鐘（5到7點）			腸毒素影響到小腸、胰臟及腎臟，排毒後已改善（抽血數據已證實）
9點鐘			毒素影響情緒及心血管，易胸悶、呼吸不順，排毒後已獲得改善

鞏膜左眼反射區

依照反射區，各種亞健康、疾病都會呈現

左眼反射區位置	照片	說明
12點鐘（11到1點）		1. 重金屬毒素影響到腦下腺、下視丘，易內分泌失調，排毒後已改善 2. 重金屬毒素影響到小腦、易頭暈，排毒後已改善
3點鐘		毒素影響甲狀腺及氣管，排毒後已改善
6點鐘（5到7點）		腸毒素影響腎臟、胃、胰臟，排毒後已改善
9點鐘		毒素影響心臟之神經傳導系統，易心悸，排毒後已改善

「過敏」，是我們身體免疫系統對環境及食物產生不正確的過度反應！之前，大家注重的是：急性過敏，急性過敏會從眼睛、鼻子或皮膚表現：

部位	症狀
眼睛	眼睛癢、易紅腫
鼻子	鼻塞、流鼻水、打噴涕、過敏性鼻炎、鼻竇炎
皮膚	蕁麻疹、皮膚癢

現在，大家注重的是：【慢性過敏】，因為現代人身體健康問題有 90% 都與慢性過敏有關。

問題	症狀
自律神經失調	頭暈、耳鳴、頭痛、胸痛、心悸、體重增加、水腫、容易疲勞、視力模糊
呼吸系統	慢性氣管炎、長期咳嗽、氣喘、長期鼻涕倒流、反覆鼻竇炎、咽喉異物感
胃腸系統	胃食道逆流、大腸急躁症、腹脹、腹瀉、腹痛、潰瘍、便祕、反覆潰瘍
泌尿生殖系統	月經不順、易流產、不孕症、多尿、慢性膀胱炎
精神系統	小孩會有：自閉症、過動、讀書不專心 大人則是：憂鬱、焦慮、失眠、暴躁易怒
皮膚	青春痘、毛囊炎、濕疹、頭皮屑、皮膚乾燥、乾癬
其他	容易感冒、發育較差、關節痛、肌肉痛或僵硬、尿蛋白等自體免疫疾病

一般人講到過敏只會注意到【吃這個也癢、吃那個也癢】的急性過

敏反應，而處理的方式就是吃吃藥、擦擦藥或打打針，應急症狀處理，但心中卻擔心著藥物造成嗜睡或傷身的副作用，並且心知肚明這只是暫時沒事，但下次何時要再發作誰都說不準。

其實，最新的醫學概念告訴我們，【慢性食物過敏】才是造成我們身體老化、慢性病、癌症的主要原因。

👁 慢性過敏的原因

引發原因	說明
內因性	先天體質條件～由（1）虹膜辨識或（2）基因檢測可得知
外因性	後天過敏原分為 （1）急性：以吸入性為主（如塵螨、花粉、黴菌、狗、貓等） （2）慢性：以口服食物為主（如蔬菜、水果、海鮮等）

慢性過敏學理：
慢性食物過敏──＞腸漏症──＞全身慢性發炎反應

👁 什麼是腸漏症？

「腸漏症」嚴格說起來並不算是一種疾病，或者說是腸子滲漏的疾病，更貼切的說，是亞健康的開端，也是自律神經失調及免疫系統失調疾病的上游成因。

健康的人腸子的黏膜會有一層鹼性的黏液保護膜，腸壁細胞只提供很小的縫隙讓營養素滲入，其他大型分子都被擋在外面。

然而，這是在健康的狀態下，假使我們不小心吃錯了食物，或胃酸不足、膽汁不足、消化酵素不足……會導致食物無法被完全分解，這些未

完全分解的食物自然就成了微生物的食物。

微生物吃了這些食物之後，便會排放出大量的酸性代謝物，傷害我們的腸壁，嚴重的話，會導致腸壁破洞，讓毒素滲入全身。這時，我們的身體便會啟動作戰機制，讓免疫系統出戰，對抗外來的毒素，以便解除身體的毒性。

可是，免疫系統一旦大舉行動，根本就無法分辨誰是外來毒素，誰是原本的身體組織，於是，就會產生「自己人打自己人」的狀態，也就是我們常聽到的「自體免疫疾病」。

腸漏症有什麼症狀？

當身體有毒素入侵，身體會啟動作戰機制，從外觀上，我們會看到「發炎現象」，也就是「紅」、「腫」、「熱」、「痛」，由於外來物與抗體都會隨著血液遊走，所以到處都可能出現抗體與外來物的結合體，這意味著到處都可能出現發炎反應與修復後的遺跡。例如：結合體出現在關節，就引起關節發炎，最後關節變形、僵硬。結合體出現在血管壁，就引起血管壁發炎，最後血管硬化、阻塞。

由此我們便可以知道，腸漏症對身體的影響範圍很廣，像是排出惡臭的糞便以及口臭和呼吸帶有臭氣、腹脹、腹痛、腹瀉或便祕、皮膚粗糙或發癢、體臭、頭痛、暈眩、肩膀痠痛、容易感冒、口腔炎、容易疲勞產生倦怠感、食物過敏、支氣管炎、氣喘、肌肉疼痛、關節疼痛、皮膚紅疹、白斑症、記憶力衰退、頭痛、躁動、注意力不集中等，都有可能是腸漏症的影響，若是身體同時出現很多症狀時，不妨從這個角度去觀察，或許就能迅速找到正確的治療方式。

腸漏症可能會引發的相關症狀，基本上與慢性食物過敏及自律神經失調的症狀是互相重疊的

皮膚系統（包括皮膚、頭髮和指甲）	青春痘、粉刺、頭皮屑、黑眼圈、濕疹、乾癬、皮疹、蕁麻疹
呼吸系統（包括鼻子、喉嚨、氣管、支氣管和肺部）	慢性鼻炎、流鼻水、鼻塞、反覆發生的鼻竇炎、咳嗽、聲帶水腫、呼吸困難、氣喘、反覆發作的支氣管炎、反覆發作的格魯布性喉頭炎、咳血
消化系統（包括口腔、食道、胃、胰臟、小腸、大腸、肝與膽囊）	消化不良、噁心、嘔吐、打嗝、口瘡潰瘍、腸躁症、腹瀉、便祕、放屁、腹脹、胃潰瘍、肛門搔癢、腸絞痛、胃炎、潰瘍性結腸炎、腸道出血、功能性腸阻塞、腸道過敏症候群
泌尿生殖系統（包括腎臟、膀胱、輸尿管、陰道、子宮、卵巢、陰莖睪丸等）	頻尿、灼痛、兒童尿床、經前症候群、陰道搔囊、陰道念珠菌感染、慢性膀胱感染
精神神經系統（包括腦部、腦幹、脊髓、神經和神經組織）	情緒起伏不定、焦慮、憂鬱、暴躁易怒、渴望吃東西或厭食、注意力不集中、疲勞、過動、行為反覆無常、頭痛、疲倦、失眠、運動機能亢進、人格改變、痙攣、偏頭痛、自閉
頭部和頸部（包括頭部、耳朵、眼睛）	頭痛、偏頭痛、耳朵排液、耳濕、中耳炎、耳朵發脹、聽力喪失、耳鳴、耳性暈眩、視力模糊、眼睛癢
胸部（心臟、肺部）	氣喘、心悸、心跳急促
自體免疫方面	類風濕性關節炎、紅斑性狼瘡
肌肉骨骼系統（包括肌肉、骨頭、軟骨組織）	肌肉疼痛、黏液囊炎、肌膜炎、肌肉緊繃、肌肉僵硬、疼痛
其他	虛胖、濕疹、蕁麻疹、貧血、發育遲緩、失眠、長期疲勞、不明原因下肢水腫

會造成腸漏症的可能原因

人體免疫防衛體系的第一道防線就是黏膜，尤其是腸胃道與呼吸道黏膜。

食物中的大分子異蛋白如果突破腸胃道黏膜防線進入人體，則人體的免疫系統便會產生以 IgG 為主的抗體（武器）來對抗它。

廣義上來說，黏膜滲漏、腸漏與腸躁症三者幾乎可視之為同義詞。

黏膜一旦發生滲漏現象，過量的異蛋白質便會進入人體，人體的免疫系統就會製造出相對大量的 IgG、IgE 抗體。因此，經由血清中 IgG、IgE 蛋白質特異抗體的定量檢測，即可間接逆向推測，此人是否有黏膜滲漏。

慢性過敏食物

這是腸漏症的頭號敵人！幾乎無所不在！例如：

1　牛奶（包括起司及優格）

2　蛋（蛋白比蛋黃容易引起過敏）

3　小麥（尤其是麥膠蛋白－ gluten）

4　黃豆（大豆）

5　花生及堅果類（杏仁果、開心果、核桃等）

6　玉米（玉米相關製品）

7　魚及甲殼類海鮮（蝦、蟹等）

8　鳳梨

9　酵母（添加酵母之各種產品如麵包等）

10　葡萄柚

11. 酒類：啤酒、雞尾酒。

12. 加工食品：調味料、佐料、冰淇淋、番茄醬、罐頭湯、醬油、沙茶醬、冷盤、口香糖。

其他易導致過敏的物品

　　1. 衛生用品：牙膏、洗髮精、潤髮乳。

　　2. 化妝品：乳液、保濕霜、睫毛膏、口紅、護手霜。

　　3. 藥品：藥錠、藥粉、藥丸（尤其是藥品的賦形劑）。

腸漏症的治療

　　要治療逆轉腸漏症，最重要的就是要找到原因，對症下藥。

　　腸漏症的直接原因既然是細胞原料出了問題，那就應該用能量免疫原料的供給來改進，才會有立竿見影之效。所採用的方法就是「能量免疫療法」。

　　去除惡化因子：IgG 報告上呈現中度以上抗體的食物就是會引發延遲性過敏的食物，必須暫時先停止食用，以加速腸漏修復。

　　除了會造成過敏的食物，所有可能使腸漏症惡化、腸道黏膜受傷的食物或藥物也要禁止，包括如：

　　酒、過多的咖啡、泡太久以至單寧酸釋出太多的茶、檳榔。

　　消炎藥，如 NSAID：Aspirin、Indocid 等。

　　類固醇藥物、免疫抑制劑、癌症化療藥物、放射線。

　　抗生素：益菌被殺死，有抗藥性的細菌、黴菌過度生長，腸道菌叢失去平衡。

　　口腔、腸黏膜細胞再生能力強，口腔黏膜若有撕裂傷，一經縫合，不到一星期就能痊癒，兩星期就看不到傷口。外科醫師都有共同的經驗：就算是體質上很容易在皮膚撕裂傷處長蟹形腫或紅色肉芽的特異體質患者，他口腔的撕裂傷也不會有疤痕，更不要說長蟹形腫了。

　　由於細胞更新速度快，只要能在初期快速大量的供應腸黏膜生長所需的優質營養素，腸漏症其實在數天之內，慢則 1 ～ 2 星期就可恢復，這

可以由症狀的迅速解除得到印證。例如高含量 O mega-3 植物油。

高劑量的 O mega-3 植物油，最好能配合消化酵素及膽酸同時服用。如果胰臟所分泌的脂肪酶、肝臟的膽酸分泌不足者，會有腹瀉軟便現象。

脂肪代謝所需協同因子或輔酶，即維他命 A、B、C、E 及多種微量元素同時服用，則更有助於腸漏症的迅速修復。

其實世上並不存在真正健康飲食法則，所有新聞或報導中告訴我們的健康食品排行榜並不適用於所有人，它只是一個統計上的準則，但可別忘了每個人都是特殊的個體。（正如全世界，每個人的虹膜體質表現均不同！）

每個人的基因都不相同，所以每個人的基因對某些食物的消化代謝情形就不會一樣，所以對別人好的食物卻有可能會讓您嚴重生病。

發炎是造成人體老化與疾病的頭號元兇，而人體 90% 的發炎卻都和「慢性食物過敏」有關！

即使營養成分再怎麼高，但吃下去反而會不利身體健康，造成身體全身的慢性發炎時，就是我們不該碰的食物。

如果能把發炎降到絕對的最小，會發現身體逐漸改變，會覺得心智更敏銳，容貌變美變年輕，全身更有活力，身體負擔變輕，並可延緩老化，預防慢性病。

案例

滿臉爛痘，長期頭痛、頭暈

　　住嘉義縣六腳鄉二十歲的黃先生滿臉爛痘且會流血、流膿、長期紅腫不退，遍尋嘉義縣、市的醫美診所以及看了兩年多的皮膚科，使用了皮膚科的用藥與藥膏等也都不見改善。

　　長期頭痛、頭暈曾多次在其他診所看診均效果不彰，只有告知是梅尼爾氏症，暈眩症害他放棄了他熱愛的籃球運動，心情變得很沮喪，後來又與女友吵架分手心情更加煩躁、低落。

　　今年三月經友人介紹至本院就診，根據抽血及虹膜、鞏膜、自律神經等評估檢查得知體內毒素累積，而給予能量排毒針與口服排毒配合治療，並以特殊能量的光波療法治療臉部皮膚，在治療三次約一個禮拜後，黃先生已感到有所改善，因此對此療法有了信心，便積極治療。

　　治療兩個月後，臉部痘痘有明顯改善且不再流血、流膿（見圖），黃先生透露學校很多同學都發現他皮膚改善良多、變帥了，感到無比驚訝。

　　原本只是愛漂亮想來治療痘痘，沒想到透過本院獨特的能量免疫療法、排毒療法，使困擾多年的暈眩症也一併治療好了，以前暈眩症常讓他天旋地轉，現在已經可以去游泳、打籃球了，心情也變得比較輕鬆愉快！

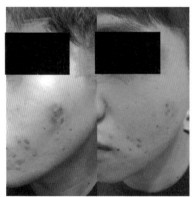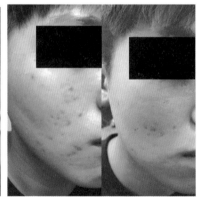

【檢測眼球呈現】

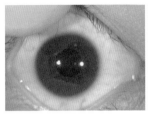 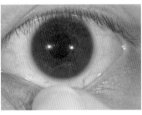

虹膜所見
緊張焦慮體質，造成情緒不
易平穩。

（註）
緊張、焦慮體質，乃歐洲「臨床虹膜學」研究的一種特殊體質，在亞洲人種特別常見。
臨床上除了易緊張、焦慮外，亦容易有肌肉繃緊、抽蓄，甚至痙攣表現。
這個案例，其無形的緊張、焦慮體質，甚至易引起情緒起伏，影響腸胃功能，進而表現於
皮膚外，如痘痘、濕疹，不易好。

鞏膜右眼反射區

依照反射區，各種亞健康、疾病都會呈現

右眼反射區位置	照片	說明
12點鐘（11到1點）		憂慮的毒素卡在腦部
3點鐘		毒素影響內分泌，明顯退去
6點鐘（5到7點）		腸毒素對身體、肝的影響，明顯改善
9點鐘		毒素影響氣管，造成慢性氣管炎

鞏膜左眼反射區

依照反射區，各種亞健康、疾病都會呈現

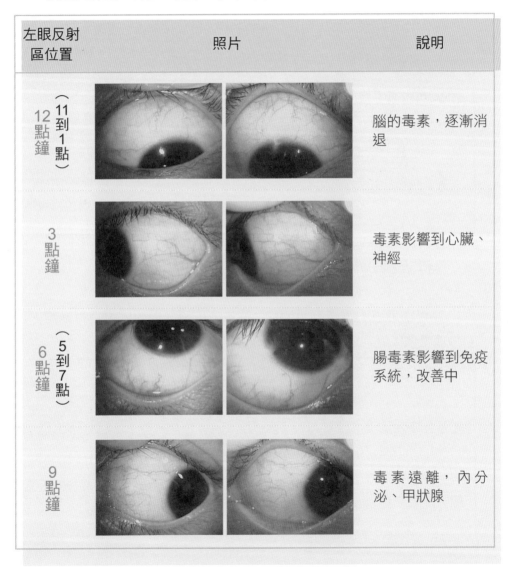

左眼反射區位置	照片	說明
12點鐘（11到1點）		腦的毒素，逐漸消退
3點鐘		毒素影響到心臟、神經
6點鐘（5到7點）		腸毒素影響到免疫系統，改善中
9點鐘		毒素遠離，內分泌、甲狀腺

👁 慢性過敏檢查方法

目前慢性過敏檢查的方法有兩種，一種是DNA慢性食物過敏原檢測，一種是量子掃描檢測。以表分析說明如下：

檢查方式	說明
DNA 慢性食物過敏原檢測	利用 DNA 晶片檢測，將日常較易接觸到的急慢性過敏原，如塵蟎、花粉、黴菌、食物等 110 種過敏原加以檢測，若有打算長期食用中藥調理，則可加驗中藥過敏反應，可驗 220 種過敏原。
量子掃描	若無法或太害怕抽血檢測過敏原時，可用量子掃描的方式檢測過敏原，利用頻率檢測過敏原，項目可達 360 種。

👁 慢性過敏治療

在慢性過敏的治療方面，有以能量免疫療法的方式來進行治療，也有以測量個人能量細菌種類來進行治療。以表分析說明如下：

治療方法	說明
能量免疫療法	利用加入能量的減敏針，訓練身體免疫系統產生有效抗體，讓身體在吃進來或接觸到過敏原時，不再產生過敏反應，並可提升免疫力，有效避免感染、感冒或病毒入侵。
個人能量細菌	以自身能量訊息找出對自己最有效的益生菌種類，並有效啟動自己免疫力及排毒能力。

　　總而言之，過敏與否的診斷主要不是依靠虹膜、鞏膜，但是虹膜、鞏膜能不能提早檢測出我們身體裡有潛藏著什麼樣的過敏源呢？看過前面的案例，我們可以知道答案是肯定的。

　　虹膜、鞏膜是一個初步的判斷，假使我們發現在黑眼球和眼白交界的地方有網狀的血絲分布，那就可以肯定我們有過敏的體質，這時，若是能積極尋找出體內的過敏源，避開可能引發過敏的一切因素，自然就能避免未來疾病的發生了。

自律神經失調，
眼睛全透露

　　過敏和自律神經失調有很多相似的地方，自律神經有沒有狀況，虹膜、鞏膜也不是最佳的判斷方式，但和過敏一樣，也是能列在及早發現問題所在的工具之一。

　　舉例來說，有個人覺得不舒服，但也說不上確切的不舒服症狀，到醫院就診，醫師也檢查不出來究竟是什麼問題，於是就可能得到「自律神經失調」的結論。

　　現在，自律神經是否失調已經有儀器可以檢測，只是還不普及，這時，虹膜、鞏膜就能派上用場了，它們可以幫助我們了解自己是不是有自律神經失調的體質。

　　瞳孔中，若出現連續或不連續一圈一圈的痕跡，就表示這個人有緊張焦慮的體質，這種人容易頭痛、肌肉痛，經常沒來由的有各種不適，卻又找不出原因。

　　接下來，我們還是以臨床的案例來說明：

案例

潛意識深層排毒，治療自律神經失調

K 小姐是因為車禍後腦震盪的症狀，拖了二、三個月一直沒好，才來就醫（一般來說腦震盪的症狀 3~7 天就會好了，不過已經二個多月了還是頭很暈、很痛，就顯得不合理）。從【虹膜】上看出 K 小姐人格從小至今均受到壓抑，向 K 小姐說明後，K 小姐才說出她的煩惱。

有乳癌病史，因車禍腦震盪，常感到不明原因的頭暈，在一般醫療院所的檢查皆找不到病因。有二段婚姻，與前夫育有一子，因前夫家暴而帶兒子改嫁，K 小姐有三階段的壓力事件。

第一階段：小時因排行老大，母親便要她乖乖讀書，趕快畢業工作負擔家計，所以弟妹可以自由選擇各種才藝，而 K 小姐卻只能讀書。

第二階段：2005 年家暴離婚後，單親又要帶小孩，小孩又正值叛逆期，有經濟壓力。

第三階段：2012 年帶小孩改嫁再婚，因第二任丈夫沒小孩又有田地房產，不會家暴，覺得是不錯的選擇。但未料到卻有婆媳問題，婆婆對兒子佔有慾強，吃媳婦的醋，常在兒子面前挑撥夫妻感情，使 K 小姐覺得精神壓力大，常在外面不想回家。

K 小姐因從小到大持續遭受各種壓力的壓抑，致使其在人格、心理、情緒及身體都受到影響，而產生疾病。

K 小姐當初來就診時，有不明原因的頭暈及心情焦慮憂鬱的情形，在與 K 小姐溝通後，決定先著手找原因，再針對問題加以解決。K 小姐先接受了【無侵入虹膜鞏膜分析】&【美國量子醫學掃描】&【DNA 慢性食物過敏原檢測】及【自律神經檢測】，因而了解到其先天體質遺傳上的弱點以及潛在心靈層次的心理問題。

K 小姐因擔心藥物副作用問題，希望使用安全、有效、無副作用的自然療法，從根本解決問題，所以接受了【能量營養排毒針】&【光波能量療法】&【花精療法】&【能量免疫療法】。

K 小姐在加速體內代謝與循環，提升免疫力，清除體內毒素與自由基，花精調理、平衡內在潛在問題與衝突，從心靈層次徹底解決問題，而使得身體亞健康的狀況迅速獲得改善，而且排毒一個月後，困擾她多年的失眠問題也獲得解決。

K 小姐 /1968 年生 /2017.04.06 車禍震盪

右眼
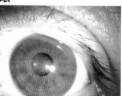

左眼
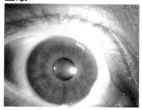

虹膜 - 憂鬱症
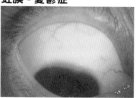

量子 - 家庭糾紛
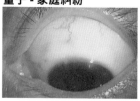

虹膜所見

1. 從小人格特質即被壓抑，而且受媽媽的影響
   很大

2. 28-30 歲及 37-40 歲期間，遇到人生重大挫
   折 (家暴病史及獨生子叛逆)

鞏膜：
憂慮、擔心，佔據了腦毒

案例

自律神經失調，人生變黑白！

　　L 小姐，1977 年出生，婆家務農，因娘家家境窮困，自嫁入夫家，婆婆就不曾給過好臉色，百般挑剔，長期壓力下導致常不自主發抖，久而久之，病情愈趨嚴重。

　　到一般醫院就診症狀是「自律神經失調」的表現，諸如：頭、臉、全身性麻、頭重腳輕、偏頭病、嗜睡、血壓偏低、口乾、喉嚨有異物感、便祕……等等，但在醫院檢查一切都正常，唯獨腎上腺素較低，症狀一旦發作，常半夜急診，醫師告訴她：「已無能為力，沒法醫了！」，讓她萌生自殺念頭。

　　病急亂投醫，求助精神科，吃了三種安眠藥，問題不但沒解決，還愈來愈嚴重，整天累，癱軟、臥病不起，婆婆不諒解，怪她無病呻吟，偷懶不做事，別人的媳婦是娶來幫忙的，自家媳婦是娶來侍候的，真倒霉！

　　婆婆的冷言冷語讓她壓力更大，婆媳關係破裂，為逃避家庭糾紛，曾躲到山上的寺廟長住，藉助宗教力量，讓自己轉念，放下憎恨，先生的體貼關愛，讓她得到溫暖依靠，願意再回到這個家，打消了出家的頭。第一次來院所看診時，眼睛泛紅，淚水在眼眶打轉，泣訴這一段辛酸痛苦的經過。

　　建議【量子檢測】，用【花精】排心靈層次的無形毒素，如此問題才能真正解決，肉體才能獲得平安。量子掃描結果，在她的潛意識裡的，果真是「家庭糾紛」這個主題，與她所述面臨的「婆媳問題」不謀而合。當她第一次正常使用花精時，反應非常強烈，產生不適感，院長建議她減少劑量，慢慢排毒，果然就好很多了，花精的能量，實在太神奇了！

　　生化方面的抽血檢驗，果然一切正常，只有腎臟功能較差（GFR：74；PCR：595），及腎上腺素（2.1）較低。

　　從【虹膜】的觀點看：L 小姐屬於緊張焦慮型，多腺體內分泌弱體質及先天內分泌失調三個問題。因為是緊張焦慮型，所以容易自律神經失調，也因先天內分泌失調，所以有甲狀腺、腎上腺及胰臟的問題。但經過一個月左右的調理，自律神經失調症狀幾乎消失殆盡。

　　從【鞏膜】比對，毒素已慢慢消退中，身體也愈來愈好，有感於自然醫學的顯著療效，讓她重獲新生，感恩之餘，更樂於分享，因此介紹朋友及全家大小都來接受自然醫學的調理，現在快樂的不得了。

L小姐自述，從小就常皮膚癢、起疹子，在醫學中心也驗過敏原，結果是正常。早期的檢驗技術驗不出來，並不代表真的沒問題，只是原因沒有真正被找到。

　　本院建議用最新的【DNA檢測驗過敏原】，找出急性慢性食物過敏原，果然找出元兇，L小姐自己看了都嚇一跳，其中一項是麵包酵母（慢性反應2048），羅院長告訴她「麵包少吃」，結果她說：我最喜歡吃的就是麵包，不但愛吃，還天天吃，而且一買就是一大堆。小時候作文寫我的志願，就是希望嫁給麵包師傅，老師看了都快昏倒。

　　L小姐早期的過敏症狀與她所吃的食物有關，一路影響到現在的自律神經失調，這中間是有關聯性的。原因找到以後，我們一方面幫她提升抵抗力，一方面幫她排毒，L小姐現在愈活愈健康，快樂的不得了，因為唯有生過大病的人，才懂得健康的可貴。

【檢測眼球呈現】

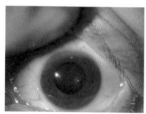 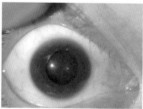

虹膜所見
1. 緊張焦慮型，多腺體內分泌弱體質
2. 腦部代謝循環差，有缺氧及貧血的問題

鞏膜右眼反射區

依照反射區，各種亞健康、疾病都會呈現

右眼反射區位置	照片		說明
12點鐘（11到1點）			腦毒素自週邊神經影響到腦下腺及生命活力中樞，易整天疲勞
3點鐘			毒素影響甲狀腺、氣管及自律神經，易胸悶
6點鐘（5到7點）			腸毒素影響腎上腺及腎臟，易疲勞（抽血數據已證實）
9點鐘			毒素影響心臟、心血管及自律神經，易胸悶、呼吸不順

93

鞏膜左眼反射區

依照反射區，各種亞健康、疾病都會呈現

左眼反射區位置	照片	說明
12點鐘（11到1點）		腦毒素影響到胃、味覺、自律神經，易食慾不佳
3點鐘		毒素影響主動脈、心臟、傳導系統（左右）及自律神經，易心悸
6點鐘（5到7點）		1. 毒素影響肝膽及子宮 2. 腸毒素往脾方向前進，長期不改善的話，會造成免疫力下降
9點鐘		毒素影響甲狀腺、情感及食道

當自律神經失調影響到特定器官或臟器時，會出現類似疾病的症狀，如：頭暈、身體麻木感、易緊張、焦慮、腹脹、胃痛、裏急後重、胸悶、喘不過氣來、心悸、肩頸痠痛、全身無力、更年期症狀等。

其所引起的症狀，有可能遍布全身，因為自律神經受到中樞神經系統的指揮，控制著身體所有的內臟器官，一旦該神經出了問題，便會引起類似疾病的症狀。

其實自律神經失調，就是中樞神經過敏或慢性發炎的一種表現，而慢性發炎久了，身體內的器官功能就會失調。

而針對自律神經失調的部位與症狀、以及引起自律神經失調的原因、該如何檢測，以及有哪些治療的方式，我將以表格方式一一說明如下：

👁 自律神經失調症狀

通常自律神經失調主要顯現在腦部、頭頸部、呼吸循環、腸胃、生殖泌尿等系統上，其症狀各有不同。

身體部位	症狀
腦部	睡眠障礙、全身麻木感、憂鬱、躁鬱、臉發燙、潮紅
頭頸部	頭暈、頭痛、肩頸僵硬、眼睛乾澀、易疲勞、視力模糊、耳鳴、耳脹、口易乾澀、咽異物感
呼吸循環系統	喘不過氣來、心悸、胸悶、胸痛
腸胃系統	便祕、腹瀉、胃食道逆流、腹部脹氣、裡急後重
生殖泌尿系統	頻尿、排尿不順、慢性膀胱炎、性功能障礙、更年期障礙

👁 自律神經失調原因

引起自律神經失調的原因，主要有食物過敏、化學毒、重金屬這三種：

原因	說明
食物過敏	最新的研究發現慢性食物過敏原與自律神經的失調有著高度的相關性，慢性食物過敏原為我們所攝取的食物，因無法被身體所消化代謝而產生毒素與自由基。自律神經失調之所以症狀多變，其主因就在於每個人易累積毒素的器官不同，所以症狀就大不相同，而根本的解決之道在於檢測過敏原，了解自己應該避免攝食哪些食物。
化學毒	化學毒物、農藥、塑化劑、環境荷爾蒙的刺激，會讓我們的自律神經失去平衡。而這些化學毒充斥在我們生活的周遭，人人都知道這些化學毒素很不好，大家都想避，但讓大家覺得無力的卻是，再怎麼努力都不免身受其害。
重金屬	體內各種重金屬的累積，會破壞自律神經的平衡。

👁 自律神經失調的檢測

目前自律神經失調的檢測方式有下列三種：

步驟	檢測方式	說明
1	自律神經檢測	花 6 分鐘，利用非侵犯性的自律神經儀檢測，可快速獲知下列資訊： a. 了解自身交感＆副交感神經平衡狀態 b. 了解身體能量多少 c. 可預測猝死風險
2	找過敏原	利用 DNA 晶片驗血或非侵犯性量子掃描，檢測環境、食物中引發身體產生急性與慢性過敏反應的過敏原。
3	量子檢測	利用量子掃描，找出潛伏在潛意識的真正病因，了解個人內在人格、心理、情緒特質。

👁 自律神經失調的治療

在治療自律神經失調的方法上，目前有下列四種：

治療方法	說明
能量免疫療法	若只以化學性藥物來治療只能壓抑或暫時緩解症狀，無法解決根本。而能量免疫療法可讓身體產生有效性的抗體。當個體吃到會讓他產生過性過敏的食物時，如果他體內已有足夠的抗體來加以中和，就不會啟動身體的過敏反應，也就不會產生毒素，就可以杜絕毒素影響到自律神經。
天然保健品	天然（非藥物）保健品（Neutraceutical），排出體內因發炎反應而產生 & 積存在體內的毒素與自由基。當毒素清除，自律神經系統再度回歸平衡，如此自律神經失調症症狀便可不藥而癒。
花精療法	依「合格認證」的量子掃描，配對出有效的「個人化花精」，利用花精能量療法可排除潛意識或無形的心靈毒素。
運動	適當且持續的運動，也是調節自律神經的好方法。如：靜坐、冥想、慢跑、快走、游泳、騎腳踏車、瑜伽、氣功等伸展操。

不論是慢性過敏或是自律神經失調，和西醫最大的不同是，它不需要反覆的抽血檢驗治療的成效，而是可以藉由虹膜、鞏膜的觀察，來確定治療的效果，雖然和西醫所強調的精準醫學有表面上的差異，但實際上卻是更宏觀、更早期的精準醫學。

高血壓、高血脂、高血糖、高尿酸，四高檢測盡在眼裡

虹膜幾乎可以反應所有的慢性病。

以糖尿病來講，本來是圓形的虹膜小環，可能會出現接近正方形的形狀，或者，在虹膜的某些地方會出現凹陷、線條、不同的色素沉著，這就是在反應胰臟可能較弱，要多注意。

以我們最常見的老化弧來說，它就與我們的心血管有相當大的關聯，老化弧出現在哪個反射區，對應的器官組織那裡就有可能出現問題！

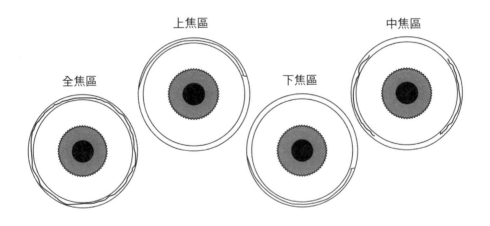

此外，肝臟、腎臟、心臟等也都一樣，一旦有弱點或缺陷，即使再輕微，虹膜都會透露出一定的訊號。

案例

高血壓有機會根治！

　　G 先生在其他醫院檢查有高血壓，因此長期服用高達 5 種的高血壓藥，吃到 5 種藥代表已經是很嚴重的症狀，血壓控制不下來，醫界普遍認為高血壓是要長期吃降血壓藥控制，一旦停藥血壓就會升高。

　　G 先生看著自己每天吞著大把的藥，雖然血壓控制住了，但也很擔心藥物的副作用會傷害身體。

　　2012 年之後到大恩整體自然醫學所看診，他問説：「有沒有可能根治？」院長説：「有可能！」他又問：「大約需要多久？」院長説：「不確定，要看排毒的力道及方向，因為血壓已太久以及嚴重，可能要到三、四年以上。」整體自然醫學的排毒一般建議一個禮拜一次，他竟然 2 天來排毒一次，半年之後血壓就完全正常，一直到現在已六年了，血壓一直維持正常及穩定，連一顆降血壓藥都不用吃，而且意外地發現，他的【慢性支氣管炎】及【慢性阻塞性肺病 COPD】，在每半年的追蹤時，也慢慢地改善，所以只要有接受適當排毒，改善的成功機率高達九成。

　　整體自然醫學的治療效果：加強排毒後，不是只有單一的疾病可改善，而是會帶動整體健康的提升！

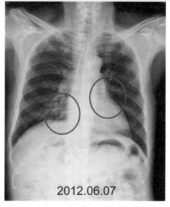

2012.06.07

肺門及右下葉肺明顯的慢性氣管炎及支氣管擴張

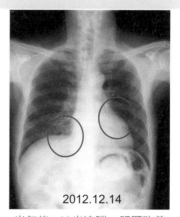

2012.12.14

半年後，X 光追蹤，明顯改善

Note
根據每半年追蹤的 X 光檢查，整體自然醫學治療慢性氣管炎的改善率，高達九成！

案例

糖尿病根治！典型螯合療法成功的案例

O小姐、P先生夫婦是台中從事咖啡國際貿易的企業家，時常在世界各地跑透透，壓力大、應酬多，有糖尿病、容易疲勞、痠痛、掉髮、皮膚癢等問題。為了追求凍齡、抗老及健康，曾在台中盛行的抗老化診所，每年砸了一、二百萬的年費，加上每個月十到二十萬的排毒費用，但卻效果有限。

後來經介紹，至大恩整體自然醫學診所接受了【能量營養深層排毒針】，原本羅院長出國演講前，先安排他們打十次療程的治療。但當羅院長回國時，他們只打了三次，在回診時卻告訴羅院長：他們現在才知道，人生原來可以這麼輕鬆、自在、無負擔！他們在台中花大錢保健，雖然有效，但來這接受整體自然醫學的排毒更有效、更經濟。

經過了三個月至半年的排毒及螯合治療，根治了糖尿病，並且讓他整個人減重，變得更輕盈、有活力。

【檢測眼球呈現】

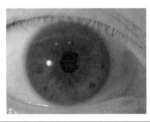 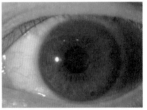

虹膜所見
1. 膽性（混色性）體質
2. 中央全異色素，代表腸道消化力弱
3. 肝臟的色素沉著，代表肝臟解毒功能差
4. 濕性體質，免疫力弱，易得癌症
5. 橘色的內睫狀區（內淋巴及血液環），代表易得糖尿病

鞏膜右眼反射區

依照反射區，各種亞健康、疾病都會呈現

右眼反射區位置	照片	說明
12點鐘（11到1點）		壓力毒素影響到腦下腺、下視丘及自律神經，排毒後已改善。自律神經數據已證實，全身能量（total power）提升
3點鐘		毒素阻塞在甲狀腺，並往自律神經走，排毒後已改善。自律神經亦改變交感／副交感活性比例（LF／HF）更正常
6點鐘（5到7點）		腸毒素影響到肝膽代謝及腎臟和胰臟，排毒後已改善
9點鐘		毒素影響到情緒、心臟及自律神經，排毒後已改善。自律神經數據已證實，猝死風險（SDNN）降低

鞏膜左眼反射區

依照反射區，各種亞健康、疾病都會呈現

左眼反射區位置	照片	說明
12點鐘（11到1點）		重金屬毒素影響到生命力，排毒後改善，重金屬檢測追蹤已證實，全身生理機能提升，包括腦部、心智及認知功能
3點鐘		毒素影響到主動脈、冠狀動脈，排毒後改善。重金屬檢測追蹤已證實，全身生理機能提升，包括心臟及神經系統
6點鐘（5到7點）		腸毒素影響腦下腺及腎臟，易疲勞（抽血數據已證實）
9點鐘		毒素影響到甲狀腺及氣管，排毒後改善。重金屬檢測追蹤已證實，全身生理機能提升，包括內分泌及新陳代謝功能

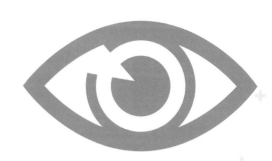

第3章

整體自然醫學，
重建身體秩序

體自然醫學在美國稱為CAM（Complementary and Alternative Medicine）即輔助替代醫學。

2007 年美國設立國家級 CAM（NCCAM：National Center of CAM）編列每年 2 億美金預算發展與西醫共同治療病人，期望在「預防保健」、「亞健康」、「醫療」等三種不同目標的治療上，能夠提供病人更全面的醫療與照顧。

（1）預防醫學：尚無不適症狀，治療以自然醫學為主。

（2）亞健康：症狀明顯，但檢查正常，找不出病因，治療以自然醫學為主。

（3）醫療期：已有明確的診斷，治療以西醫醫療為主，自然醫學為輔。

認識整體自然醫學

整體自然醫學（Intergrative Nature Medicine）簡單說，就是「傳統西醫」和「歐洲自然醫學」的融合：

(1) **傳統西醫**：用壓抑的療法（傳統藥物及症狀治療）來治療疾病。

(2) **自然醫學**：以疏導的方法（使自然免疫力上升）來提升健康。

👁 什麼是自然醫學？

自然醫學就是以天然物質以及對人體無傷害性的方式治病，醫者與病患是亦師亦友的關係，並教導病患如何達到預防保健的方法。

1. 自然醫學強調「預防勝於治療」，以天然的方法增強抵抗力。

2. 自然醫學重視人體與環境的平衡。

3. 以提升體內排除毒素的功能，來改善體內環境，並啟動身體與生俱來的自癒能力。

4. 加強排毒，提升體內環保，協助達到身心靈平衡的狀態，常保青春健康！

整體醫學 =「西醫醫療」+ 歐洲的「自然醫學」

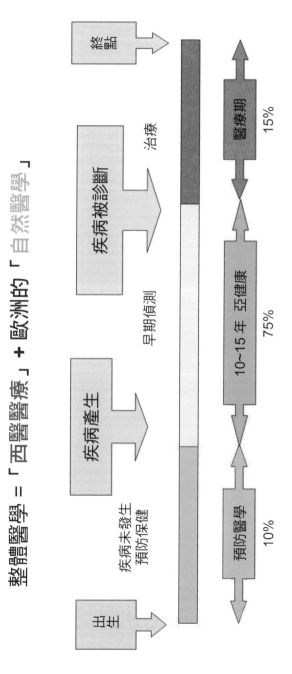

2013 年，美國成立了 NIH（National Center for Integrative Health）國家級整體健康中心，自此整體醫學（Intergrative Medicine）即較常被使用。

針對傳統自然醫學與傳統西方醫療的治療成分、方向、速度以及成果，表列較如下：

比較項目	傳統自然醫學	傳統西方醫療
治療成分	以天然為主	主要是化學藥劑
治療方式	疏通式治療【整體治療】 排毒治療→改變體質 免疫療法→提升免疫力	壓抑性【症狀治療】 發燒→退燒 疼痛→止痛 發炎→消炎
速度	效果較緩	效果快
成果	較安全、無副作用	長期可能有副作用

整體自然醫學 CAM 分為五大分類

針對自然醫學這個名詞，很多人似乎還無法很明確地分辨，而目前衛福部將之分類為五大類：系統性的另類療法、身心介入療法、生化基礎療法、徒手方式身體治療、能量醫學，我分別就其細目說明整理如下表：

一	系統性的另類療法 （Alternative medical system）	中國、印度醫學以經絡理論，使用針灸、草藥、推拿治療 整體自然醫學為天然無傷害性的預防醫學。
二	身心介入療法 （Mind-body intervention）	放鬆、打坐、冥想、催眠、生理回饋、音樂療法。
三	生化基礎療法 （Biological-Based theraies）	草藥、健康食品、營養補充或特殊飲食。

四	徒手方式的身體治療 （Manipalative and body based method）	整脊、顱骶療法、按摩、淋巴排毒、芳香療法、礑谷力學療法、經絡調理。
五	能量醫學 （Energy therapies）	藉由各種電磁波、磁場、交流電、氣功或接觸性療法，改變身體能量。

資料來源：台灣衛福部

👁 最新整體自然醫學的發展 —— 生物能及抗衰老

　　整體自然醫學的發展，在生物能及抗衰老方面，傳統西醫與傳統的自然醫學之間的研究內容，也各有其相同與異曲之處：

	傳統自然醫學 →生物能量訊息	傳統西方醫學 →抗衰老功能醫學
內容	經絡、毒素、營養、情緒、脊椎、遺傳、磁場	基因學、免疫學、機體損傷、自由基學、荷爾蒙學
相同	排毒（自由基）、營養、免疫、運動	排毒（自由基）、營養、免疫、運動
相異	情緒、放鬆、能量調整（氣的改善）	細胞療法、荷爾蒙補充（血的改善）

👁 最新整體自然醫學檢測方式

最新自然醫學檢測的方式有三大方向：

（一）**預防醫學時期**：無侵入虹膜、鞏膜分析，以及各種癌症、慢性病基因檢測（DNA）。

（二）**亞健康時期**：再加上數位自動自律神經儀、美國量子醫學掃描、全套 DNA 及慢性過敏原檢測以及歐美最新光波重金屬礦物質檢測。

（三）**癌症、自體免疫等重大疾病醫療期**：循環腫瘤細胞（CTC）檢測（RNA）以及俄羅斯 4D/5D 光波能量掃描。

以上這三大方向標榜無痛、安全、精準的檢測方式，如用在預防醫學健檢的檢測僅 1 方式即可，而針對亞健康方面的健檢則需要 1+2 兩種檢測並用，如 1+2+3 三種併用則主要為自體免疫方面與癌症腫瘤健檢所需。

可依照不同的需求，而給予不同的檢查方式。圖解說明如下：

最新整體自然醫學檢查身體的方法

1	無侵入虹膜、鞏膜分析 各種癌症、慢性病基因檢測（DNA）	預防醫學健檢 1
2	數位自動自律神經儀 美國量子醫學掃描 全套 DNA 急慢性過敏原檢測 歐美最新光波重金屬、礦物質檢測	亞健康健檢 1+2
3	循環腫瘤細胞（CTC）檢測（RNA） 俄羅斯 4D ／ 5D 光波能量掃描	

自體免疫 & 癌症腫瘤健檢
1+2+3

👁 最新整體自然醫學健康照護的方法

在整體自然醫學照顧的方法上，主要也是以安全、有效、迅速為原則。
我們將之簡單區分下列四種：

在預防醫學方面主要有：天然口服排毒、減敏治療／免疫排毒、光
波能量療法、點滴注射排毒。

亞健康方面：氫氣療法、花精療法、重金屬螯合療法、腸道運動組
織淨化。

自體免疫方面：血液淨化療法／細胞免疫療法、高能氧療法、粒線
體療法、幹細胞療法。

癌症特殊治療：目前有癌症熱療、BX 隱形細胞抗菌法、細胞免疫療
法、化學免疫療法、病毒免疫療法、光波動力療法、頻率療法。

最新整體醫學照顧健康的方法

- ☐ 天然口服排毒　　　減敏治療／免疫排毒
- ☐ 光波能量療法　　　點滴注射排毒

預防醫學

- ☐ 氫氣療法　　　花精療法
- ☐ 重金屬螯合療法　　腸道運動組織淨化

亞健康

- ☐ 血液淨化療法／細胞免疫療法　高能氧療法
- ☐ 粒線體療法　　　幹細胞療法

自體免疫

- ☐ 癌症熱療（hyperthermia therapy）
- ☐ BX 隱形細胞抗菌法（BX Antition）
- ☐ 細胞免疫療法（T-cell 回輸法）
- ☐ 化學免疫療法（check point 單株抗體抑制）
- ☐ 病毒免疫療法（Viroimmunotherapy）
-   光波動力療法（Sono Photo Dynamic Therapy）
- ☐ 頻率療法（Rife freq／cellular freq）

癌症特殊治療

整體自然醫學
就是照顧全身的健康概念

我們前面花了一點篇幅來介紹整體自然醫學，為的就是要讓大家更了解整體自然醫學，它並不是一種新創的醫療方式，相反的，它由來已久；同時，它也不是旁門左道，是有根有據的一種醫療方式。

在台灣，很多人，甚至醫師都以為，整體醫學就是西醫加上中醫，也有人會以為就是家醫科，現在，更有些醫院為了老人就醫方便，整合各個科別，成為「高齡整合醫學門診」……但這和美國所謂的「整體自然醫學」是不同的。

在美國的定義裡，假使一個人生病了，在醫療期，自然是以手術、藥物等，作為積極的治療方式；但若是處在亞健康時期，基於長期服藥及侵入性治療對人體或多或少都有傷害的情況下，就是以自然醫學為主。

這樣一個完整的概念和作法，才稱之為「整體自然醫學」。

👁 整體自然醫學是全面的照顧

其實，很多人並不知道，即便是現在的健康檢查，都沒辦法真正檢查出健康的狀態，因此也就無法達到預防的效果，想要在疾病發生前，就能先知道疾病發生的「可能」，那麼虹膜、鞏膜就能提供我們很大的幫助。

下面，我們來看看幾個我實際臨床上的案例：

案例

整體眼學，指引照顧健康方向

A 小姐 2009 年就醫，症狀：頭暈、失眠（9-1-1）、睡眠不好、肩頸（9-1-2）、腰酸背痛（9-2-1）、長痘痘（9-2-2），結婚之後到化妝品公司上班壓力大產生這些問題，所有的醫學檢查都正常，這叫做【亞健康】。

從眼睛的【虹膜】去看，左邊虹膜代表左邊身體，右邊虹膜代表右邊身體，**由虹膜可以看出有黑色毒素塊的反射區域，這都是健康的缺陷**。明明有這些不舒服的症狀，醫學檢查卻都正常，但是眼睛其實可以看出身體的健康問題。

有一次羅大恩院長在美國演講時，把 A 小姐案例拿來探討，美國虹膜學專家告訴羅院長：「這個毒素斑塊很難醫治！」，羅院長很肯定的向各國專家說：「不會！」，事實上排毒一個月後所有症狀就改善了，而且一年過後虹膜裡的毒素塊也不見了，因此**只要排毒的方向正確，沒有無法解決的問題**。

【檢測眼球呈現】

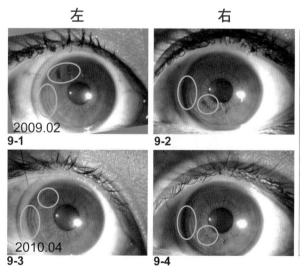

左　　　　　右

2009.02
9-1　　　9-2

2010.04
9-3　　　9-4

虹膜所見
9-1-1 壓力環：頭痛＆失眠
9-1-2 色素斑塊：肩頸酸痛
9-2-1 色素斑塊：腰酸
9-2-2 長痘痘

A 小姐虹膜呈現身體健康狀況改善的比對（圖 9-1 比對 9-3 / 9-2 比對 9-4）

Note：排毒有效發揮的時候，症狀恢復會比較快，虹膜現象改變得比較慢

整體眼學告知真正的病因

B 小姐是一個外國人，爸爸是英國人，媽媽是歐洲人，她是在南非長大的，她在台中教書，為什麼她會從台中來到嘉義找羅大恩院長呢？

因為肚子痛，痛得很厲害，痛了好幾個月，在醫院吃藥一直沒有改善，她很生氣，她說：醫生把她趕出去，因為照胃鏡都沒有問題，醫生說這是她的心理問題。

後來她與【美國國際虹膜學協會（IIPA）】聯絡，詢問該怎麼辦？美國國際虹膜學協會（IIPA）回覆她說：你不用來美國！台灣就有一個羅大恩院長！羅大恩院長是美國國際虹膜協會（IIPA）的顧問，是亞洲第一個顧問醫師（全世界不超過 10 個顧問醫師）。他是西醫師，但也懂得自然醫學以及虹膜醫學。

於是她來嘉義找羅大恩院長，從虹膜學來看（如下頁圖 7-1、7-2），她的【虹膜】上有咖啡色、黃色、橘色的部分，這些都是有問題的，代表她的胃腸消化不好、胰臟不好、肝臟不好，代謝有問題，胃腸有問題，她還有消化不良以外的問題：腸子脫垂和橫結腸下墜。

羅院長從 X 光片可以證明橫結腸下墜，表示宿便太多排不掉，與虹膜看到的結果是一致的！有根據的調理體質，2 個禮拜就改善了。

鞏膜（眼白）血絲越少越好，眼睛布滿血絲就是有問題，從【鞏膜】可以看出毒素卡在身體的何處，亦可告訴我們身體內毒素的來龍去脈以及毒素的影響的範圍。

圖 7-3 呈現腦部毒素，圖 7-4 呈現腸毒素，第一次門診時詢問病患腦部有沒有受過傷，病患本來說沒有，後來再次來診所時跟羅院長說她想起來，小時候去公園玩時，曾有過嚴重的腦部撞擊，甚至左眼瞼有脫垂的狀況。但媽媽當時未積極帶她去就醫，她本來已經忘記了，是羅院長提起，她才回想起來的。

這個病患的胃痛，不是胃本身的問題，而是腸子毒素以及小時候腦部受傷的毒素跑到胃部，造成胃痛。難怪胃鏡會照不出來！

B 小姐 /1972 年生 /2015.04.12

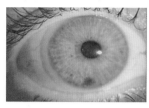 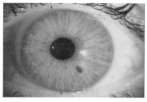

虹膜所見：人格特質內向、肝臟、胰臟、消化力弱

右

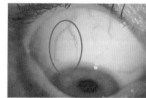 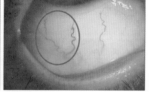

腦部衝擊　　　　　　腸毒素 - 胃、肝

鞏膜：
可以知道疾病的成因以及疾病影響的範圍

左

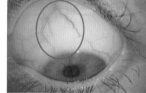 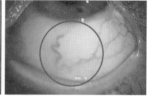

左臉下垂　　　　　　腸毒素 - 胃、脾臟

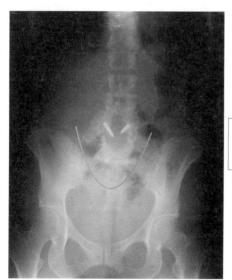

X 光：許多腸黏液及宿便導致橫結腸下墜

整體眼學提供臨床診斷的方向

　　來自英國的 C 老師，他的病是【肺結核性分枝桿菌的肺病】，他說容易疲勞已有一段時間，發燒好幾個月卻找不出原因，在他的【虹膜】裡面可以看到許多棉絮狀的坑坑洞洞，在歐洲臨床虹膜學的觀點這個叫做濕性體質（Hydrogenoid constitution）即免疫力差、免疫不全。

　　當免疫不全又加上慢性的發燒時，臨床上只有兩種可能情況：一是腫瘤熱，二是慢性感染。這病人在影像醫學及驗血檢查都正常後，已經排除腫瘤熱的可能。若是慢性感染的話，在台灣最常見的是愛滋病或肺結核。經檢查後，這個病人愛滋病檢測呈陰性反應，但從痰液檢測出結核菌陽性反應，證實是肺結核感染。

　　當羅院長告知此檢查結果後，C 老師不相信。因為根據台灣政府的規定，來台任教的外籍教師，都需先經過醫院的健康檢查，確定身體沒有問題時方可任教。但之後從診所拍到的胸部 x 光片來看，確實在肺葉二側有很多結節狀病變（如下圖）。C 老師覺得很訝異，竟然從眼睛中可以看出這問題，於是接受治療數個月後，一直到回英國前這段時間，均不再發燒。

註：根據歐洲臨床虹膜學數百萬個案例研究，虹膜可告訴我們**每個人先天基因遺傳的體質型態，以及將來容易罹患哪些疾病。**可提供日後養生保健的資訊和及早發現健康上的紅燈。

【檢測眼球呈現】

C 老師 /1981 年生 /2013.08.14

右眼
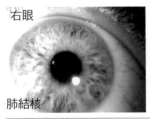
肺結核

左眼
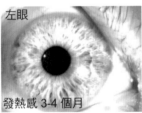
發熱感 3-4 個月

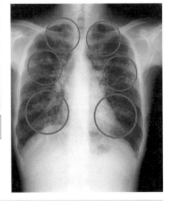

虹膜體質：弱結締組織及重度濕性體質

本院的 X 光，看到肺葉二側有很多肺結節狀病變。

Note：虹膜可以告訴我們先天體質的類型、疾病的方向和及早發現疾病

114

案例

整體自然醫學可彌補傳統醫學之不足

　　D 先生因患有 C 型肝炎及肝硬化，在醫院打干擾素治療 C 肝。但是干擾素副作用很嚴重，雖然已經停止打干擾素，還是天天發冷發熱與顫抖，且已長達三個月，這當中在醫院的細菌培養及尿液培養等檢查結果均正常，但治療並沒改善，每天仍然抖到會怕。

　　到大恩整體自然醫學診所就診時，檢查出肝腎症候群、又有糖尿病，建議做深度排毒和血液淨化十次。令人驚訝的是，排毒治療只做到第五次，即不再發燒、發冷，而且他的血液檢查的數據也明顯改善了。

　　其實從 D 先生的【鞏膜】中可以看到腎臟的毒素跑到肝臟去了，它讓我們看到了毒素對身體的影響以及身體對毒素是如何的反應。

D 先生　1961 年生　男性

	2014.06.13	2014.06.27	正常值
WBC 白血球	11950 ↑ /ul	4440	4000-9000
Hb 血紅素	7.9 ↓ g/di	8.3	14-16
Plat 血小板	65000/ul	44000	200000-400000
Sugar 血糖	251	212	80-100
HbA1C 糖化血色素	6.8		<6.0
GOT/GPT	39/42	29/23	35-40
Alb/Glo/TP	2.9/3.3/6.2	3.1/3.4/6.5	3.5/3.0/70
CR/PCR/ACR	1.49/357/81	1.41	<1.0/150/30
GFR 腎功能	52.4	55.9	100
AFP 胎兒蛋白	12.59		<20

【檢測眼球呈現】

D 先生 / 1961 年生 / 2009.08.14

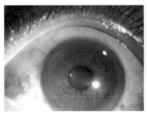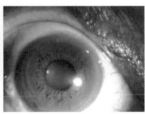

> 虹膜所見:
> 1. 人格特質長期受壓抑,影響胃腸功能不佳,甚至有長瘜肉或憩室的可能。
> 2. 腎臟、肝臟、腦部、胰臟等器官有嚴重的缺陷。
> 3. 中焦及下焦易血管阻塞,血液循環差,及貧血、缺氧。

　　僅僅 2 週的深層排毒及血液淨化／細胞免疫療法治療,在未輸血的情況下,血色素明顯改善。白血球恢復正常,腎功能亦開始改善。

註:根據醫學的觀察,糖尿病又加上肝腎症候群,若發燒感染持續,其腎功能會很快變差。但此個案非但沒有變差,反而迅速好轉起來。

鞏膜右眼反射區

右眼反射區位置	照片	說明
12點鐘（11到1點）		頭外傷病史
6點鐘（5到7點）		肝腎症候群

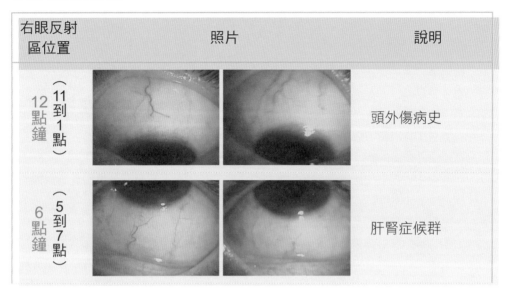

鞏膜左眼反射區

左眼反射區位置	照片	說明
12點鐘（11到1點）		焦慮、憂鬱、害怕
6點鐘（5到7點）		腸毒素影響泌尿生殖

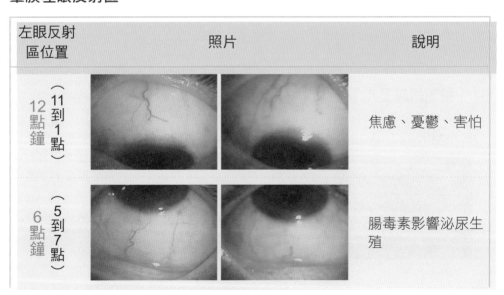

案例

整體自然醫學可加強傳統醫學的品質

E 小姐在化學工廠上班，2002 年罹患乳癌，在大醫院進行手術，2016 年肺腺癌第二期，又到另一個大醫院手術，現在於大恩整體自然醫學診所接受自然醫學，效果很好，明顯進步。

E 小姐一開始來院尋求自然醫學，是因為皮膚癢、睡眠障礙、便祕的問題，自述養了狗以後，容易尿失禁、咳嗽、鼻過敏、皮膚癢，自從驗了過敏原，用免疫療法提升抵抗力以後，過敏症狀已改善很多。

從【虹膜】的觀點看，消化機能差，人格特質長期被壓抑，證明身心靈需整體調理，才能得到真正的健康。

另外，壓力大是現代人的通病，針對這問題，自【量子檢測】，以【花精療法】來排除無形毒素。量子掃描結果，呈現焦慮、幻想、粗心這三個情緒特點最為明顯，而在潛意識的無形毒素主題則為「情感受傷」，果然不出所料，簡直比算命還準確。當然經過一段時間的花精療法，調理前後，黃小姐自有不同的感受，身體所有不舒服症狀均消失，現在的她感覺一切都很美好，充滿了正能量。

因為長期在化學工廠上班，又在【鞏膜】上發現疑似重金屬累積，所以接受【重金屬檢測】及【螯合療法（排重金屬）】。因為重金屬排毒，與減輕身體負擔，相對重要。E 小姐得配合度好且觀念正確，所以在排毒及調理多管齊下後，過沒多久，就排毒成功。從鞏膜及重金屬的追蹤檢測做前後比對，都明顯改善很多。

【檢測眼球呈現】

E 小姐 /2017.10.02

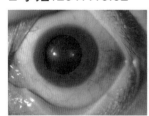 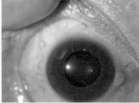

虹膜所見：
1. 虹膜小環模糊顯示個性內向，人格特質長期受壓抑
2. 營養區和睫狀區比例縮小，表示消化機能差，毒素易累積在體內

118

Note
1. 從鞏膜追蹤來看，全身都改善了
2. 從重金屬追蹤來看，毒素下降，身體功能上升

鞏膜右眼反射區

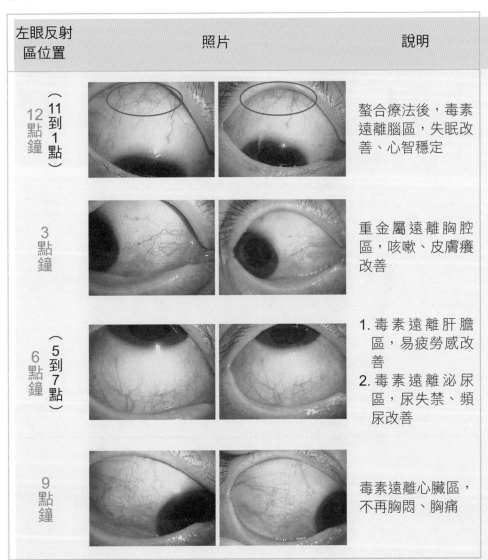

左眼反射區位置	照片	說明
12點鐘（11到1點）		螯合療法後，毒素遠離腦區，失眠改善、心智穩定
3點鐘		重金屬遠離胸腔區，咳嗽、皮膚癢改善
6點鐘（5到7點）		1. 毒素遠離肝膽區，易疲勞感改善 2. 毒素遠離泌尿區，尿失禁、頻尿改善
9點鐘		毒素遠離心臟區，不再胸悶、胸痛

鞏膜左眼反射區

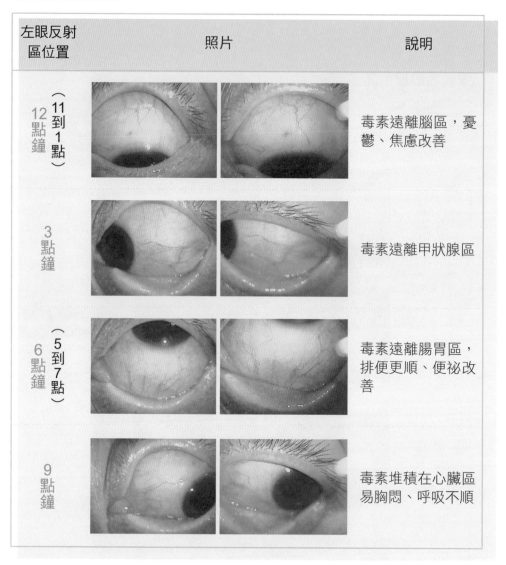

左眼反射區位置	照片		說明
12點鐘（11到1點）			毒素遠離腦區，憂鬱、焦慮改善
3點鐘			毒素遠離甲狀腺區
6點鐘（5到7點）			毒素遠離腸胃區，排便更順、便祕改善
9點鐘			毒素堆積在心臟區易胸悶、呼吸不順

案例

整體自然醫學可解決身心靈的問題

F 先生，在中油工作，他自覺上班的時候容易心情差，脾氣不好。因為壓力大，又有新陳代謝疾病，沮喪、糖尿病、肝功能不好、B 型肝炎、慢性腎臟病（第二期）、痛風、腸胃功能不好的問題，但不想靠西藥控制數字，故尋求自然醫學做根本治療，在院長的幫忙下，開始包括排便訓練、氫氧療法及營養療法等……2 年後在檢驗數據上全面改善，代謝問題也恢復正常。而且他自己也說每次排毒治療後，心情立刻變得很好。

只要有身體的問題，就會造成心理的問題，而心理的問題如未解決，又會加重身體的問題。這些可以從【虹膜】、【鞏膜】的變化看出來。

F 先生　1962 年生　新陳代謝疾病

	2012.04.23	2013.08	2015.10	2016.01	之前
血糖	176	112	175	85	80-100
糖化血色素	6.6	6.7	6.3	6.1	<6.0
GOT／GPT 肝功能	79/175	60/10	48/61	27/33	35-40
HBsAg B 型肝炎	150(+)S/N				0-2
GFR 腎功能	72ml/min	87.8	93	102	100
尿酸		7.5	7.6	6.2	<6.0

根據醫學研究和長期觀察，糖尿病患者的腎功能會逐年變差，是不可逆的一條不歸路，只要活的夠久，終究會步入洗腎一途。

而糖尿病患者吃降血糖的藥物，肯定會增加肝臟的負擔，肝功能如能不惡化就不錯了，但是這個案例從數據上來看，經排毒後確實能獲得改善。

根據本院的「整體自然醫學」的治療經驗，腎功能及肝功能變差，其實是可逆的，有可能會越來越好，而且成功率高達九成。此案例即為成功案例之一。

【檢測眼球呈現】

F 先生 /2015.10.12

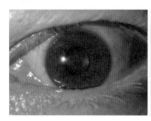 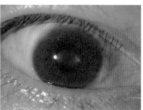

虹膜所見：
在虹膜的表現上可以看到，腎臟及胰臟有先天上的弱點，也容易得癌症

鞏膜右眼反射區

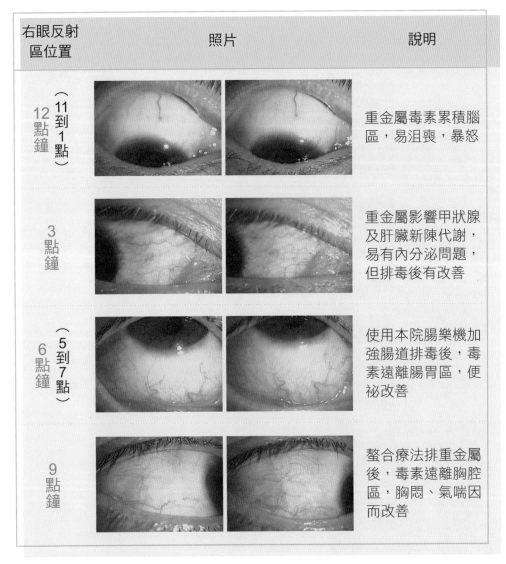

右眼反射區位置	照片	說明
12點鐘（11到1點）		重金屬毒素累積腦區，易沮喪，暴怒
3點鐘		重金屬影響甲狀腺及肝臟新陳代謝，易有內分泌問題，但排毒後有改善
6點鐘（5到7點）		使用本院腸樂機加強腸道排毒後，毒素遠離腸胃區，便祕改善
9點鐘		螯合療法排重金屬後，毒素遠離胸腔區，胸悶、氣喘因而改善

鞏膜左眼反射區

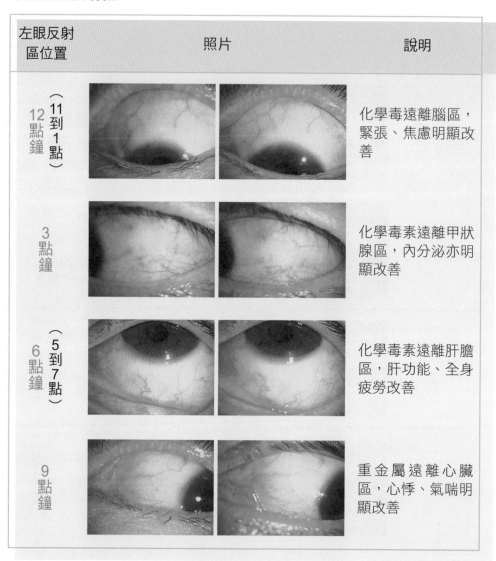

左眼反射區位置	照片		說明
12點鐘（11到1點）			化學毒遠離腦區，緊張、焦慮明顯改善
3點鐘			化學毒素遠離甲狀腺區，內分泌亦明顯改善
6點鐘（5到7點）			化學毒素遠離肝膽區，肝功能、全身疲勞改善
9點鐘			重金屬遠離心臟區，心悸、氣喘明顯改善

　　從鞏膜的表現上來看，經排毒後，甲狀腺毒素、肝功能、黃膽皆獲得改善

Note：除了患者自身感覺以及鞏膜的表現上有所改善之外，亦可從檢驗的數值上看到改善，整體自然醫學才是王道

案例

整體自然醫學經排毒成功，皮膚「立刻」改善

這是一位未婚獨居的Ｈ先生，常期住在安養院，他有濕疹、健忘、便祕、貧血、腎功能不全。因不方便常常來診所排毒，所以他希望能快速解決他的問題。經過積極的排毒，一個禮拜之後即有很明顯的改善。排毒方向若正確，其效果是可以很快速的。

其實我們肉眼所見的外在皮膚問題。大部份是來自體內新陳代謝及排毒系統不良導致毒素累積在體內，而表現於皮膚表上。所以外在的皮膚問題，應該同時考慮內在長期毒素累積的可能性。必須加強排毒及體內環保才是根本之道。

當排毒成功後不只臉部獲得改善，連胸部濕疹、鼠蹊部濕疹，毒素斑塊亦明顯淡化。從虹膜的觀點很容易理解：因為胃腸是人體的中心，所有的毒素大多從口入，再經由胃腸傳遞到身體各處，嚴重的可到最外層的皮膚環。

臉部毒素明顯改善
Ｈ先生 /2009.11.29　就診記錄

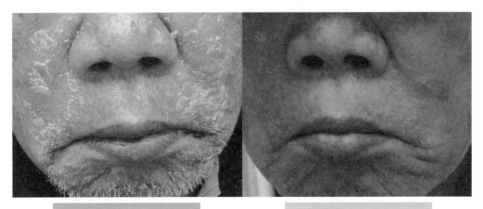

治療前：98-11-29　　　　治療後：98-12-06

👁 整體自然醫學六大特色

我將整體自然醫學歸納有六大特色如下：

1. 安全有效無副作用的醫療方式。

2. 能增強每人與生俱來的自然痊癒能力。

3. 在疾病的先兆期（亞健康）就能診斷出來，並提早開始預防與治療與保健。

4. 教導保持健康的方法。

5. 找出真正的病因做根本治療，而非只是症狀治療。

6. 是身、心、靈全方位的健康與平衡的方法。

👁 整體自然醫學與現代西醫醫療有否衝突？

調理體質需要規律生活與正面的生活形態

積極利用自然醫學療法來調理體質，是養生保健的基礎！

體質差則養生保健效果有限，容易生病常就醫。

體質調理好後，在養生保健上就有事半功倍的效果。

自然醫學的調理體質與現代西醫醫療非但沒有衝突，還可以相輔相成，並行不悖，不僅能提高西醫療法的效能、更能降低風險、減少藥物使用的時間與依賴，並且可避免藥物的副作用！

關於大恩整體自然醫學
更多詳細資訊，請用手機掃 QR Code 即可線上觀看影片

第4章

排除體內重金屬毒素，
疾病自然痊癒

金屬廣泛存在於地球上，科學界將比重大於5的金屬元素稱為【重金屬】。但我們所稱的重金屬是指在我們日常生活中所接觸到的，對環境或生物有明顯毒性的金屬或類金屬元素。有些重金屬在生物體中具有重要的功能，但有些卻會循各種途徑進入人體後蓄積在某些器官中，如骨骼及牙齒，且因蓄積作用而產生慢性中毒，造成各種器官病變。

零檢出！
體內無重金屬就不易致病

科學界將比重大於 5 的金屬元素稱為【重金屬】，通常我們所稱的重金屬是指在我們日常生活中所接觸到的，對環境或生物有明顯毒性的金屬或類金屬元素。

但並非所有的重金屬都對人體不好，有些重金屬在生物體中具有重要的功能，而有些會循各種途徑進入人體後蓄積在某些器官中，如骨骼及牙齒，且因蓄積作用而產生慢性中毒，造成各種器官病變。

重金屬離子會與生物體內的大分子結合或鍵結，使蛋白質或ＤＮＡ失去功能，導致細胞不正常、死亡或變異，而引起疾病甚至產生癌症。

👁 體內重金屬毒素的來源

空汙／ PM 2.5：結合重金屬

PM 2.5 是空氣中直徑小於 2.5 微米的細懸浮粒子，空氣中的懸浮粒子上面的孔洞，會吸附許多空氣中的重金屬（鋅、鎘、砷、鉛）、戴奧辛等化學毒物、細菌、病毒。

如果懸浮粒子是 10 微米，在肺泡就會被擋住，但如果直徑小於 2.5 微米，就可以穿過血管進入血液循環，全身趴趴走，並依停留的部位引發各種不同的反應。

部位	舉例說明
皮膚	會讓美女的臉頰及額頭長斑機率增加 20%
肺部	75% 的 PM 2.5 會進入肺泡，造成氣喘、支氣管炎、肺癌
血管	PM 2.5 會經由氣體交換進入血管，造成血管栓塞、動脈硬化、引發血管發炎。
發育	PM 2.5 會影響胎兒及小孩的發育

水汙／飲用水遭汙染

工廠排放有毒廢水，其成分多元，通常含有各種重金屬，如：

重金屬	來源
鉛	含鉛的水管、水龍頭 塑膠、油漆、顏料工廠排放的廢水
鎘	電鍍業、色料、寶石、電池、金屬塗料、塑料製造
汞	金銀珠寶製造、照相業、紙漿製造、木材防腐、香水化妝品工廠。
砷	農藥製造、電子半導體製造工廠。
鎳	電鍍業、焊接業、電池業、製錢幣業、陶器業、珠寶業、染料業。
鋇	塗料業、磚石業、水泥業、玻璃業、橡膠業。
銀	珠寶業、電子業、相片沖洗業。
銻	曬過太陽的瓶裝水、安全火柴頭

食汙

隱藏在食物中的危機，成分多元且受環境影響很大。

重金屬	來源
鉛	工業用油混充食用油、油墨沾染餐具、口紅吃下肚、染髮劑、大部分牙膏都含鉛、抽取式面紙油墨含鉛、色彩鮮艷的兒童玩具、餐具、繪本、熬煮慢燉的大骨湯。
鎘	防曬霜、中藥（金銀花）、彩色吸管染料含鎘、水汙染致稻米、貝類、動物內臟含高劑量鎘（因這三類食物皆具有將攝入鎘濃縮累積的特性）、吸菸或吸入二手菸。
汞	大型深海魚、夜市販賣彩色薰香添加汞、銀粉補牙、中藥（16%含汞）。
砷	寵物用潔耳粉、地下水受砷的污染，影響文蛤、牡蠣。 印刷油墨、中藥（砒霜）、殺蟲劑，香菸跟茶葉中都含有砷（因香菸及菸草都會噴很多殺蟲劑、除草劑）。
鎳	經手的錢幣或觸摸的首飾含有鎳，是大多數人暴露於鎳的主要來源。
鋇	鋇會累積於魚類和水生生物體內、硫酸鋇在醫療上，拿來進行醫療檢驗和腸胃道 X 光片照射時使用。
銀	使用在戒菸錠與戒菸口香糖上，牙齒填充物。
鉈	用來澆灌藥草的水含鉈重金屬，成長後烘乾、曬乾處理的草藥。
鋁	鋁鍋、鋁盤等鋁製用品，製作麵包、饅頭、蛋糕等膨鬆劑

經皮毒

1. 有害的化學毒素重金屬，尤其 1920 年代，石化業普及後，製造出有界面活性劑的原料，其產品毒性可經皮膚進入身體。

2. 打破的省電燈泡（可能含有汞）、美白化妝品、防曬霜、消毒劑，沐浴乳、洗髮精接觸皮膚吸收後，進入身體。

👁 重金屬引發的疾病或症狀

我們吸的空氣、喝的水、吃的食物混入重金屬，只要活著就避不開重金屬，如砷、鉛、鎘、汞、銅、鋁、鉻、錳、鎳、鋅……等，多種重金屬混合干擾，使我們生病，症狀複雜難醫治。

心血管疾病、糖尿病、肝病、腎病、容易水腫、新陳代謝症候群、記憶力衰退、皮膚癢、過敏、失眠、容易疲倦、注意力不集中（過動）、前列腺疾病、痠痛、麻木、頭暈、掉髮、長斑、排泄差及各種癌症。

根據醫學研究統計，60 年來，重金屬在人體累積量增加 600 倍，如果你有以下的情況，就有可能是體內的重金屬超標了：

問題	症狀
記憶力衰退	中年人容易忘東忘西、老年失智癡呆、類巴金森氏症
心血管疾病	重金屬會讓血管硬化,導致腦中風、高血壓、心臟病、心肌梗塞、心律不整
新陳代謝	糖尿病、高尿酸、肝病、腎病等
過敏	慢性氣管炎、皮膚癢
情緒	引起恐慌、焦慮、失眠、容易疲倦、妥瑞士症、自閉症、過動兒
泌尿	攝護腺問題
癌症	有統計數據顯示,9成癌症與重金屬累積在體內有關
其他	引發頭暈、頭痛、痠痛、麻木、掉髮、長斑、排泄差、肌肉不自主抖動、痙攣

👁 重金屬螯合療法

「螯合療法」主要是使用 EDTA、DMSA、DMSP 等,螯合住體內有害的重金屬讓它成為安定的螯合物,經由腎臟變成無害的尿液排出體外。

醫學上,如果證實為重金屬中毒,那麼可透過螯合療法(chelation therapy)作出治療,以螯合劑把金屬離子結合,可使其經由腎臟或肝膽排出體外。而螯合劑針對不同重金屬亦有口服和注射兩種。以下便是幾個臨床的案例:

案例

螯合療法排毒重金屬，解決困擾的頭暈（腦毒素）！

　　M 女士，44 年次，她是二～三個月出現很嚴重的頭暈。到醫院就診時，因為醫生怕她是中風、血管阻塞，於是在醫院做腦部電腦斷層，不過報告出來並沒有問題。又因為怕心肌梗塞而做心臟超音波檢查及驗血、驗尿，但是檢查出來也都沒有問題。醫學檢查不出原因，這就是典型的「亞健康」狀況。

　　從她的【虹膜】來看，有黑黑的毒素在小腦的反射區，小腦是掌管平衡的區域，所以她之所以會有嚴重頭暈是毒素影響到小腦，非中風血管阻塞，亦和心臟無關。從【虹膜】亦可看到其它的黑點，表示她身體將來還會有其它問題，只是目前還沒有發病而已。

　　這位患者到大恩整體自然醫學診所，做「重金屬及礦物質檢測」後，針對排除小腦毒素，接受【免疫療法】及【營養螯合排毒】，兩個禮拜後頭就不會暈了，已過一年多了，都不再頭暈。她現在還是每個月會來體質調理 1~2 次。

【檢測眼球呈現】

M 女士 /1953 年生 / 頭暈 2-3 個月 /2016.07

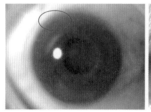

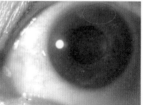

虹膜所見：
毒素卡小腦區、小腦掌管
人體平衡，難怪易頭暈

2016.07.25　　　　2016.07.25

鞏膜左眼反射區

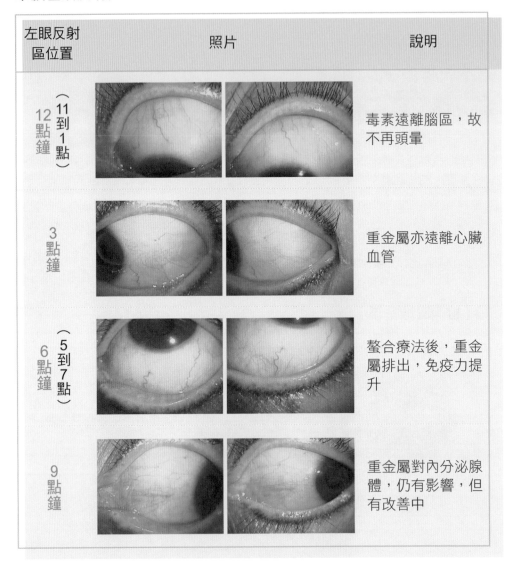

左眼反射區位置	照片		說明
12點鐘（11到1點）			毒素遠離腦區，故不再頭暈
3點鐘			重金屬亦遠離心臟血管
6點鐘（5到7點）			螯合療法後，重金屬排出，免疫力提升
9點鐘			重金屬對內分泌腺體，仍有影響，但有改善中

　　治療半個月後症狀完全改善了，一個月後從鞏膜的變化，可看到全身的毒素都退了。

　　經過三週的排毒治療後，鞏膜追蹤分析顯示腦部排毒成功外，毒素亦遠離心臟及甲狀腺區

Note：正確的排毒成功後，亞健康症狀會先改善，其次是鞏膜上的表現，再來是臨床檢驗數據的改善，最後才會是虹膜上的表現。

案例

螯合排毒療法，解決「鬼剃頭」的掉髮！

N女士，46歲，有嚴重掉髮問題，她的解釋是因為工作壓力大，因為她是倉儲主管，如果倉庫裡的東西不見了都要她負責，她覺得當上主管壓力越大。

有一天，她來大恩整體自然醫院診所時戴著帽子，起初羅院長以為她是癌症病患做完化療。結果不是，因為右邊有濃密的頭髮，左邊完全沒有頭髮！左後腦有嚴重禿髮掉髮。這是典型的「鬼剃頭」，突然間流失了大量的頭髮，但在所有醫學的檢查，如血液、生化、驗尿、甲狀腺、腎上腺、荷爾蒙等卻都完全正常。

這位女士，接受【虹膜檢測】及【重金屬檢測】，並開始排毒。一個月後，左邊的頭髮就開始長出來了。調理半年之後，髮量就恢復一半以上了。一年後她的頭髮就都完全長回來了。

N女士　1963年　　2010.05

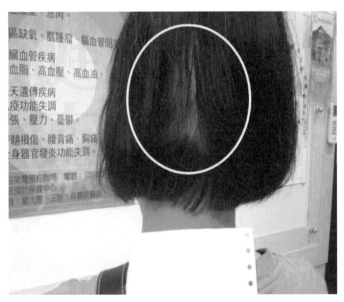

調理半年後，髮量恢復一半以上

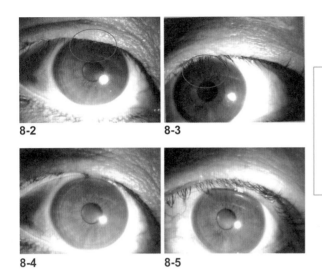

8-2　　　　　　　　8-3

8-4　　　　　　　　8-5

虹膜所見：
從上圖 *8-2* 及 *8-3* 可以看出毒素卡在左邊的腦區，一個月後圖 *8-4* 及 *8-5* 看出腦毒素較消退了。

案例

虹膜也能顯示腫瘤的成形？

　　在一次聚餐中，認識朋友介紹的 Z 先生，因長期容易疲勞、精神不佳。羅院長從 Z 先生的【鞏膜】看到，左眼血絲跑到心臟方向，表示毒素往心臟跑，要注意心血管疾病，並提醒這位朋友要注意心血管疾病。

　　隔天他就來找羅院長，院長幫他拍攝【虹膜】照片，結果發現右邊虹膜 9 點鐘方向有色素斑塊，表示其胸腔可能有問題（～缺氧或者組織負擔過重），這可能是腫瘤生成的前兆。他立刻很驚訝的反問：哪一邊？羅院長回答：右邊！他就恍然大悟並放下心防地說：右肺已有腫瘤！因為這名友人之前在台北工作時，曾在台大醫院檢查，已查出右肺有良性腫瘤。現在調來嘉義任職，繼續在嘉義醫院做電腦斷層定期追蹤檢查。羅院長告訴他：對！現在是良性腫瘤，不代表永遠是良性。因為有可能轉為惡性，所以必須定期追蹤檢查。

　　因此讓該友人對院長產生了極大的信任感，即告知他另有高血壓、肝結節疑似血管瘤、腎囊腫、痛風、攝護腺肥大等問題。即有新陳代謝疾病與腫瘤之後，就把他的身體交由羅院長做整體自然醫學的治療，而且情況逐漸改善。

註：眼睛是不會騙人的，會直接反應出所有身心靈的問題

Z 先生 /1952 年生

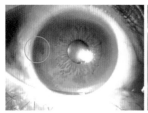 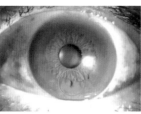

虹膜所見：
高血壓、右胸腔
腫瘤、左腎上腺
缺陷、易疲勞

右眼（男性自尊、語言表達障礙）

2014.11.07

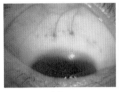 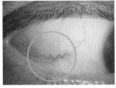

2014.12.26

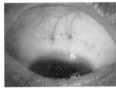 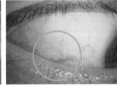

虹膜所見：
*1. 重金屬堆積，導致
腫瘤、高血壓、新陳
代謝等慢性病
2. 毒性往心臟、血管，
形成阻塞環*

左眼（自我、怕老婆）

2014.11.07

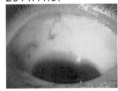 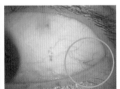

2014.12.26

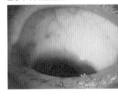 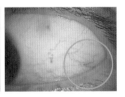

　　病人在接受「螯合療法」治療後，很多病痛都獲得改善，尤其以患心臟血管系統的病患較為顯著，如血管栓塞與硬化、心絞痛等。

　　而近年來，利用「螯合排毒療法」排出體內重金屬更發展到疾病的預防方面，例如癌症、高血壓、心臟病、中風、糖尿病、老人癡呆等等。

　　最新的研究發現若能將癌症病人體內的重金屬排出，可讓癌症病人在身體的復元上產生令人吃驚的進展。

關於重金屬的危害
更多詳細資訊，請用手機掃 QR Code 即可線上觀看影片

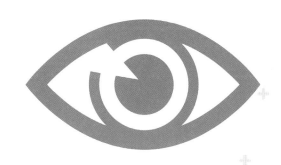

第5章
癌症治療
新曙光

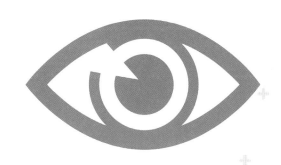 們在這裡一定要先特別強調，一旦罹患癌症，務必要接受正規的完整治療，千萬不要病急亂投醫，反而置正規治療於不顧，導致癌症惡化迅速，那就後悔莫及了。

或許就有人要問了，既然罹患癌症一定要接受正規的完整治療，那麼整合自然醫學在這裡就一點用都沒有了嗎？

剛好相反。對癌症病患來說，不論是哪一種癌症，整合自然醫學的介入，都有很大的助益。

為身體打造
免疫平衡的好環境

　　探究人是否會生病，應該從一個動態的模式來看，病毒或病原體的入侵並不是造成疾病的單一原因，而是病原體與免疫系統強弱的動態交互作用，決定了個體的生病或健康。

　　如果以國家的軍警系統與外來入侵敵軍來比喻這個關係的話，入侵的敵軍太多，而國家儲備的兵力太少就會被攻占，就是生病了。所以病原體多、免疫系統差，疾病就會產生。

　　但如果入侵的敵軍數量少，而國家軍隊陣容龐大，就不用擔心敵軍入侵，就可保持身體健康。

　　但有時明明細菌、病毒等病原體也沒特別多，但卻生病了，這就是一個重要的警訊，告訴我們目前免疫系統可能因為營養失調或毒素積累太多而功能低落，需要注意及加強保健了。

　　免疫系統是我們體內解決、治療疾病最好的醫師，大多數疾病的產生最後推究原因大都與免疫系統脫離不了關係。

免疫系統 脊椎動物體內有摧毀外來入侵物體的免疫系統

兩大系統→		先天免疫系統	後天免疫系統
兩種方式	細胞	巨噬細胞 ——→ （Macrophage, mΦ） 自然殺手細胞 （Natural killer cell, NK）	T 細胞（T_H，T_S，T_K） ↓ B 細胞
	分子	干擾素（Interferon） 溶菌酶（ILysozyme）	產生 抗體（Antibody, Ab）
兩大系統→		警察系統（＋調察局）	軍事系統

資料來源：國立台灣大學生物科技學 莊榮輝教授免疫學

👁 免疫系統有哪些？

Ⅰ. 第一戰線～皮膚系統

皮膚包覆我們全身上下，如同一層防護罩一般，負責第一線阻擋外來的病毒、細菌與病原體入侵。但若皮膚有了破洞或病原體從防護較脆弱的黏膜入侵時，身體就需有其他的防衛措施。

Ⅱ. 第二戰線～免疫系統

這個防衛措施就是我們所熟知的免疫系統，一旦發現入侵者，免疫系統就會發出警報訊息，黏膜組織會分泌黏液，包住病原體。如果是在肺部就會利用肺纖毛擺動及咳嗽彈出有害病原體，且由數量龐大的先遣部隊【嗜中性白血球】縮小局限病原入侵的數量及範圍，再由巨噬細胞捉住吞噬、包覆、分解病原體。最後由 B 細胞根據病原體表面抗原蛋白質的特徵針對病原體弱點製造抗體，抗體可以使病原體失去致病的能力，並且可以標記病原體，讓巨噬細胞可以輕鬆鎖定敵人。而活化的 T 細胞可以分泌特殊蛋白直接消滅病原體。

Ⅲ . 第三戰線～淋巴系統

　　通常免疫系統作戰的戰場位於淋巴結，當戰事開始時，病原體和免疫細胞會向其聚集而腫大。所以當淋巴結腫大，代表身體受外侵病原感染，而免疫系統正在應戰，當戰況塵埃落定，疾病或保持健康狀態的結果就出來了。

　　免疫系統可分成【先天免疫系統】與【後天免疫系統】，如前圖可知它又可分成【細胞層次】與【分子層次】

各種細胞的作用及功能：

免疫細胞	作用
B 細胞	可以辨識完整的抗原分子
T 細胞	只能辨識片段已經處理過的抗原分子
巨噬細胞	吞噬細菌→把細菌分解成小塊→送淋巴結→ Th 細胞：辨識抗原 Tk 細胞：消滅抗原 B 細胞：產生抗體

後天免疫系統的作用分四階段：

階段	說明
接觸	巨噬細胞把抗原分成小片段→ T 細胞辨識表面蛋白
動員	T 細胞動員→ T 細胞產生記憶功能，辨識被感染細胞 B 細胞：產生抗體
作戰	T 細胞鎖定被感染細胞，消滅抗原 B 細胞產生抗體 巨噬細胞吞噬細菌
休止	完成清除抗原後，免疫細胞休息，部分有記憶的細胞便留下警戒。

在免疫系統的運作中，外在抗原入侵後免疫系統會自動加以分析、辨認，並且根據結果產生抗體，繼續保有記憶留存在體內，所以每種抗原第一次入侵身體後免疫系統就會照著上面的作用流程運作一次，而且通常抗體的產生都是需要一段時間以後才會產生，如果能順利走完流程，讓身體產生抗體的話，當第二次或第三次又遭受相同病原入侵，原有留存的抗體記憶就會直接迅速反應，而且抗體的濃度可能還會比原來的濃度高，或持穩定存在，因此也就形成了所謂的【後天免疫】。

如果我們的免疫系統能很明確地知道，如何適時、適地、適當地採取免疫行動，滴水不漏地摧毀外來有害病原，並且不會錯誤攻擊自身細胞時，免疫系統就能成為人體最好的戰士，而且是世界上最好的醫生。

👁 免疫平衡最重要

免疫系統被認為如同國家的軍警一般，具有保護身體不受外來細菌、病毒、病原體的入侵，並且可以對入侵的致病原體或癌症加以撲殺，行使人體自然治癒的功能。

人體的健康其實就如同一個小宇宙，宇宙講求平衡，所以人體大到從器官組織，到細胞分子、電子、量子，都是遵循平衡的概念。

一般的觀念認為免疫力愈強，身體愈健康，所以總是想盡辦法要提升免疫力，但事實上這是錯誤的觀念，免疫系統應該是要保持平衡才是正確的觀念，免疫系統的平衡就像蹺蹺板一樣，應該保持平衡最好。

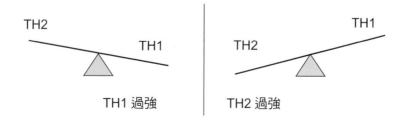

免疫途徑	說明
TH1 過強	國家軍警太過濫權，草木皆兵，不當動員調動軍隊，干擾百姓生活或攻擊人民。 這類因免疫力太強、盲目攻擊，就會造成【自體免疫疾病】的問題，如：我們熟知的類風濕性關節炎、紅斑性狼瘡、僵直性脊椎炎、乾燥症、乾癬等。
TH2 過強	過敏性體質者，接觸到過敏原時，TH2 就會產生劇烈的免疫反應，而使蹺蹺板向 TH2 傾斜，造成急性或慢性過敏的症狀，而且通常會產生症狀的器官，都代表著該器官在先天體質上就有弱點。

👁 為何免疫力會下降？！

免疫力降低的原因

免疫力降低	說明
不適當的飲食、慢性食物過敏	偏食、挑食使人體免疫系統所需要的營養素攝取不足，長期食用與體質不合的食物會讓身體產生過敏反應，造成全身慢性發炎，產生毒素，拉低免疫力，並且連帶拉低體內自癒及排毒能力。
運動不足	開心規律的運動是被迫的勞動所無法取代的，勞動會使身體感到更加疲累，而運動卻可以提升體力，用以抵抗勞累。
長期勞累	生理失調，導致睡眠不足
長期壓力、緊張	無形毒素、負面情緒會導致負能量、消極與悲觀
免疫失衡	許多藥物引發免疫失調，如：某些消炎藥、免疫抑制劑、電療、化療、精神科用藥、減肥藥等。

| 環境污染 | 食物及日常生活與清潔用品中化學毒物入侵
重金屬汙染：空汙／水汙／食汙及 PM2.5
輻射汙染：核災造成水源、土地、農畜產品的輻射汙染。 |

提升免疫力的方法：

1. 正確的飲食（找出慢性食物過敏）

2. 適當的運動

3. 充足的休息放鬆

4. 加強體內排毒能量（特別是化學毒及重金屬的排出）

👁 整體自然醫學對癌症患者的幫助

整體自然醫學在癌症的治療上，有很重要的輔助地位，因為它能提升患者的免疫力，這一點，藥物是沒有辦法達到的，但若是要接受癌症的治療，不論是化療還是放療，沒有很強的免疫力，根本無法撐下去。

整體自然醫學強調以不靠藥物的方式來強化人體的免疫力，如能量、飲食、運動等，這些都是很自然的方式，只是，我們是以更精準的方式來為患者量身訂作最適合的方案。

提升免疫力！肝癌治療成功！

R 校長，1938 年出生，在 2013 年 C 肝肝硬化伴隨肝癌，2014 年到大醫院栓塞治療了 3 次，當他在 2014 年 11 月栓塞第二次，而又在一個月後 2014 年 12 月要栓塞第三次時，他就覺得很心慌，因為他住院聽其他病友聊起，從來沒人栓塞超過六次還活著的，所以他就在算，以自己一個月就要栓塞一次，那不就只能再活三個月。

從開始決定使用大恩整體自然療法之後至今就沒有第 4 次栓塞了，不但影像醫學肝癌不再復發，所有肝功能及 C 型肝炎等生化數據恢復正常。在第二次要去做栓塞的時候，由【鞏膜】可以看得出來他的擔心憂鬱，排毒後其憂鬱已消失！

R 校長　1938 年生

	2013.10.31	2014.05.12	2015.11.20	2016.01.25	2018.07.20
Hb 血色素	13.8	13.2	13.8	13.9	14.8
Plat 血小板	3200	4200	6600	7700	9300
GOT/GPT 肝功能	62/75 ↑	95/141	102/169	71/80	59/85
Alb/Tp 白蛋白	3.4/6 ↓	3.3/6.7	3.7/6.7	3.7/7.1	3.6/6.8
Bill 膽紅素	1.82 ↑	1.54	1.18	1.06	1.02
AFP 胎兒蛋白	141 ↑	139	53	41.8	23.74
HCV C 型肝炎（real-time PCR）	2015.09 1400 IU/ml		2015.11 Undetectable (<15 IU/ml)		

R 先生 /1938 年 / 右眼
肝癌第一次栓塞

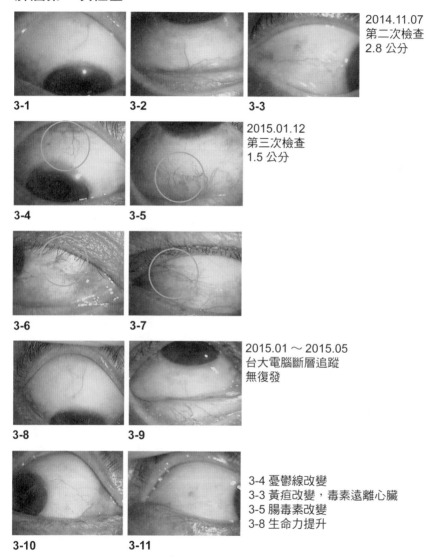

2014.11.07
第二次檢查
2.8 公分

3-1　　　　3-2　　　　3-3

2015.01.12
第三次檢查
1.5 公分

3-4　　　　3-5

3-6　　　　3-7

2015.01 ～ 2015.05
台大電腦斷層追蹤
無復發

3-8　　　　3-9

3-4 憂鬱線改變
3-3 黃疸改變，毒素遠離心臟
3-5 腸毒素改變
3-8 生命力提升

3-10　　　3-11

R 先生 /1938 年 / 左眼
黃疸指數↓　　肝功能↑　　AFP ↑　　憂鬱症改善，生命力提升

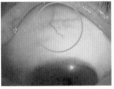
3-12

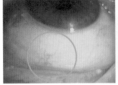
3-13

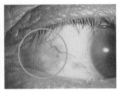
3-14

2014.11.07

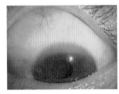
3-16

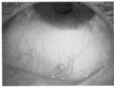
3-17

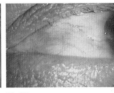
3-18

2015.01.12

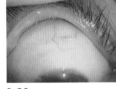
3-20

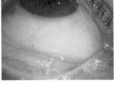
3-21

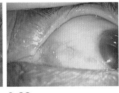
3-22

2015.01 ～ 2015.05

・憂慮掃除，生命力提升
　3-12 → 3-16 → 3-20

・腸毒素排除，器官受其影響，改善明顯
　3-13 → 3-17 → 3-21

・肝功能及甲狀腺內分泌功能改善
　3-14 → 3-18 → 3-22

Note：鞏膜可看出一個人的心靈憂鬱毒素
變本加厲地往全身各器官肆虐，如
心臟、腸毒素、內分泌、甲狀腺、
肝臟、腦部等。但排毒成功後，不
僅憂鬱症、肝功能、黃疸改善，連
腸毒素、心臟毒素也都全部消退！

R 先生 /1938 年 /2014.01

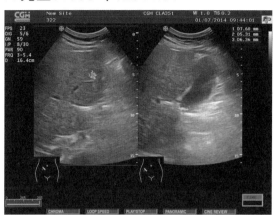

Note：肝癌西醫主流有效的治療方式：

外科手術切除（第一首選治療）

消腫療法

血管栓塞

放射治療

換肝手術（台灣的成功率全球第一）

2014.01 肝腫瘤疑似血管瘤 0.7×0.6cm
2014.03 台大第一次栓塞
2014.05-10 開始 BX 療法
2014.06-09.30 在台大接受干擾素治療

R 先生 /1938 年 /2014.08

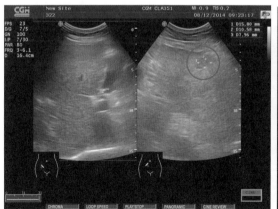

2014.03.01 第一次栓塞
2014.08 肝癌栓塞（診所）ECHO 肝囊腫疑似新腫
　　　瘤 SEG：2/3 1.5X1.0cm
2014.09 台大門診電腦斷層
2014.10.23 第二次栓塞

R 先生 /1938 年 /2014.11

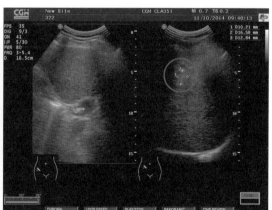

2014.11 診所超音波追蹤
SEG：2/3 1.6X1.7cm
SEG：6/7 1.2Xcm
新腫瘤→預計 2014.12 大三次栓塞

案例

成功地治療乳癌！

S校長，個性強悍、脾氣差、情緒易怒，致使學校師生都對其避之唯恐不及，離了幾次婚姻，都是和不同丈夫因個性不合而離婚。

後發現罹患乳癌第三期，手術後個案不願接受電療及化療，希望以天然、安全、無副作用、有效自然醫學療法來治療癌症。

在接受羅大恩院長的診療，先用【量子檢查】了解了自己內在的衝突及病因，並接受了【花精療法】、【能量營養排毒針】，清除體內毒素，結果後來S校長在情緒的控制及人際關係上產生大改變，學校師生都覺得她前後判若二人，乳癌在醫院一直定期追蹤，都沒有復發。

在某一次聚會，當時也有另一朋友與S校長同病相憐，同樣都是乳癌第三期，亦看同一個主治醫師，但接受了傳統的手術後，又接受了化療。有一次聚會，S校長和這位朋友一起拍照，事後S校長拿著相片讓我們看他們二人差別，接受傳統治療方式的朋友看起來就很憔悴、瘦弱，而S校長卻顯得神采奕奕，精神煥發，而且情緒及待人都很和氣。

S校長常拿照片與他人分享，因為她覺得他們二人，同一個病因，同一個病程，但在選擇不同療法後，有著截然不同的結果。

乳癌，一直到現在已經四年多了都沒有復發，眼睛有黑點表示有可能重金屬堆積，但經過【能量免疫療法】及【重金屬螯合排毒】後，身體一直往健康的方向走。

Note：乳癌西醫主流的有效療法～
    1. 手術切除（優先考慮）   2. 放射治療
    3. 標靶化療   4. 荷爾蒙治療
Note2：所有癌症病患都有靈性、心智、情緒問題，所以必需從這三項著手治療。
    免疫力方可提升，腫瘤方不易復發

S 校長

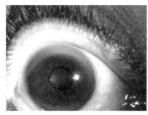 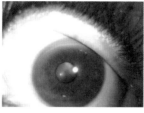

虹膜所見：
嚴重老化弧在上焦，易
忘東忘西及腦中風、腎
臟、胰臟、乳房有先天
缺陷、眼壓較高

鞏膜右眼反射區

右眼反射區位置	照片	說明
12點鐘（11到1點）		重金屬毒素影響到情緒、性、大腦思考
3點鐘		毒素影響甲狀腺＆新陳代謝
6點鐘（5到7點）		毒素阻塞在小腸
9點鐘		毒素堆積在乳房

鞏膜左眼反射區

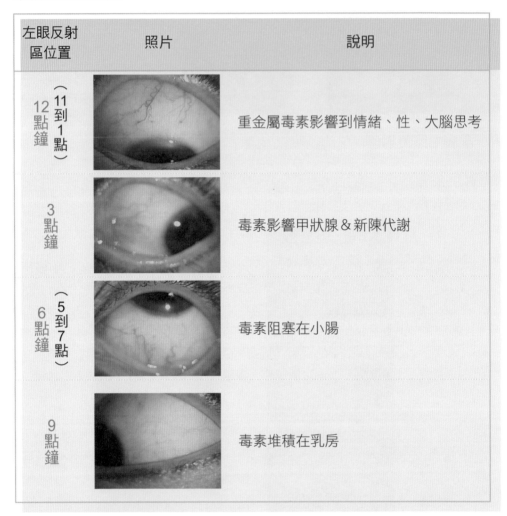

左眼反射區位置	照片	說明
12點鐘 (11到1點)		重金屬毒素影響到情緒、性、大腦思考
3點鐘		毒素影響甲狀腺&新陳代謝
6點鐘 (5到7點)		毒素阻塞在小腸
9點鐘		毒素堆積在乳房

案例

末期肺癌，竟多活八倍預期餘命！

86 歲老中醫師，肺癌末期，肺部積水，一動即喘。到嘉義長庚醫院做化療與標靶治療，標靶治療預估能多活半年。

很奇特的是，他做傳統的化學治療及標靶治療完全沒有不舒服，如全身倦怠、掉髮、食慾不振、口腔潰瘍。但是從 4D METATRONE 的掃描得知（見下圖），全身的器官（包括胸腔），在化療之後全部由亮變成黑，代表他體內的免疫系統及能量被化療嚴重地破壞。可能因為這位中醫師平常保養得當，所以雖然免疫系統被嚴重地破壞，但不舒服症狀尚未產生。

經羅院長向他兒子解釋來龍去脈後，他們決定一方面在醫院做化療，一方面在大恩整體自然醫學診所做自然療法，以鞏固其免疫系統，使他能完成醫院的化療療程。

自血液淨化／細胞免疫療法及深層排毒自然療法三個月後，4D METATRONE 的追蹤顯示全身器官的能量向上提升（見下圖）。之後，他又多活了 4 年，這 4 年期間都住家中，精神體力都很好，甚至能開車到時速 180 公里。後來因急性肺炎送到醫院時因呼吸衰竭，放棄急救，安然過世。

根據美國 HOPE4CANCER 醫院的統計，光波動力療法等自然療法能讓癌症末期的病患比預期多延長三倍的壽命。然而這個案例，在我們這裡接受整體自然療法竟然多延長了八倍的壽命。

整體自然醫學療法雖然不是萬能，卻能提升存活期間的生活品質，有效地延長壽命。

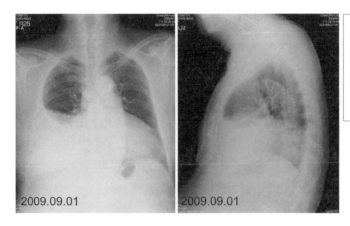

右部肺癌、肺部
肋膜積水、心臟
擴大

右部肺癌、肺部肋膜積水、心臟擴大

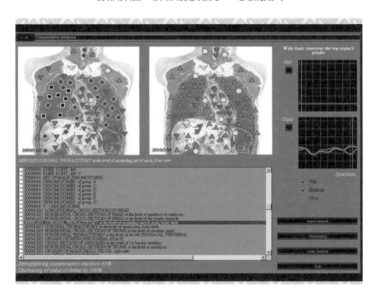

1. 上圖解説：4D 掃描亮色黃橘色：能量高、免疫系統提升恢復深色咖啡色黑色：能量低、
   免疫系統被破壞、下降
2. 而在化療後與排毒後的【4D 掃描】前後結果比對看出，身體能量與健康狀況提升，原
   本化療應該會產生的身體不舒服症狀沒出現，免疫力應該會被破壞的情形也沒看到。

Note：METATRONE 是羅大恩院長在 2009 年自蘇聯 IPP 引進台灣第一台免疫能量
的光波掃描儀，以各種顏色、線條及數字可及早偵測出全身各器官的健康狀況。

| 案例 |
喜樂的心乃是良藥！

T 阿姨和 U 先生是夫妻，每週固定回診，兩位都是癌症病患，分別是甲狀腺癌及肝癌末期。

T 阿姨說，U 先生原本是某會教友，後來改信另一個教會。從此以後，U 先生個性變得極端，會批評別人的宗教，夫妻感情變得不和。

T 阿姨很愛老公，常嫌老公對她不夠體貼，不跟她說話。老公的病情讓她壓力很大，老公的言語刺激，常讓她陷入負面情緒，長期如此，以致影響心血管問題。

第一次看見 T 阿姨醋勁大發，是在大恩整體自然醫學診所內，U 先生正與一位年輕女病患分享治療經驗，愈講愈久。這時 T 阿姨已按奈不住自己的情緒，竟要求護理人員把那位女病患趕走。當然我們是不可能這麼做，只是當場見識女人醋勁大發的可怕，竟讓一個人失去理智。

T 阿姨很在乎老公對她的態度，一言一行足以影響她的情緒起伏，讓她血壓飆高 200 多，可是在旁人聽來都是一些雞毛蒜皮、綠豆大的小事。

夫妻關係演變如此，似乎只剩一張結婚證書勉強維繫，礙於宗教關系，不能離婚，所以把兩人痛苦的綑綁在一起。T 阿姨面臨的處境，只會加劇彼此癌症病情的惡化，這樣怎麼會有好轉之日？但是經過量子花精及能量免疫療法治療一段時間後，情況即逐漸改善。

U 先生是肝癌末期的病患，於 105 年 11 月左右被診斷出，發現時腫瘤已 8 公分，大到無法手術及栓塞，病人亦拒絕效果不好的化學治療。經介紹來大恩整體自然醫學診所，自 106 年 1 月開始「病毒免疫療法」，至此腫瘤維持在 13 公分左右，不再迅速惡化。

註：整體癌症免疫療法的抗癌過程～腫瘤未必立刻消失，有些要到一年後方逐漸消失。
第一階段：讓腫瘤生長變慢
第二階段：和腫瘤和平共存
第三階段：提升免疫力大到足以讓腫瘤逐漸消失

▼ T 阿姨／1954 年生／2017.01.13 ／甲狀腺癌

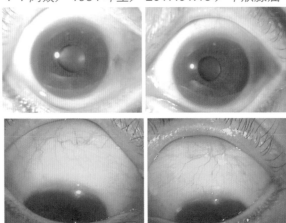

量子：偏見、固執、憤怒
虹膜分析：整環老化弧，全身血管硬化

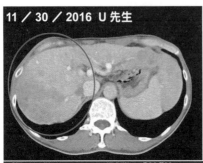

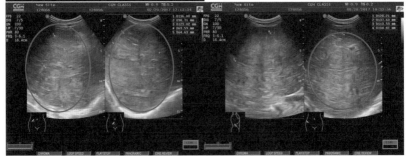

2016.11 月：醫院的電腦斷層檢查，肝癌腫瘤為 8 公分
2017.01 月：開始在大恩整體自然醫學接受免疫療法
2017.02 月：超音波的追蹤肝腫瘤，最大的約 13 公分左右
2017.08 月：繼續超音波的追蹤，肝腫瘤大小，最大的亦維持在 13 公分左右

▼ U 先生／42 年次／男性／106.01.13 就診

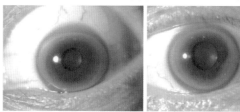

・量子：偏見

▼ U 先生／42 年次／男性／106.01.13 就診

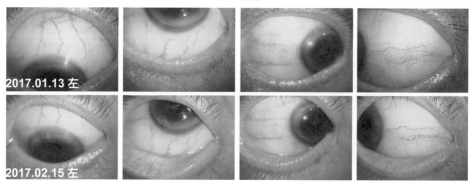

毒素集中在腦部、心臟、肝臟、胰臟、甲狀腺、腸胃區

案例

肝癌治療成功！

Q 女士，1938 年出生，慢性 B 型肝炎及肝癌末期，2012 年 4 月在醫院做第一次的栓塞。

之後來接受羅大恩院長的整體自然醫學療法，一年而已，腫瘤開始縮小，原本最大腫瘤有 4 公分左右，過一年後剩 2 公分，再過一年即完全消失，到現在已經超過五年，在醫院及羅院長長期以電腦斷層及超音波追蹤下，再也沒有復發。

一般醫學研究認為肝癌有高復發率，治療一年內再發現腫瘤的機會約為 40%；而五年內，腫瘤復發的機會高達 90%。若腫瘤再復發，又無法手術時，則需要再次栓塞！但此案例，經整體自然療法後，至今已長達六年，肝癌均沒復發，也從未有第二次栓塞！

Q 女士 /1938 年生

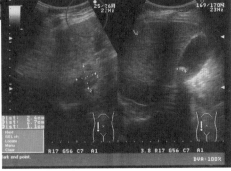

◀ 2012.04.30
腫瘤大小：3.6X3.4 公分
胎兒蛋白：907
B 型肝炎病毒指數：391

治療半年後，腫瘤開始變小

▶ 2012.10.08
腫瘤大小：2.4X2.7 公分
胎兒蛋白：2.09
B 型肝炎病毒指數：302

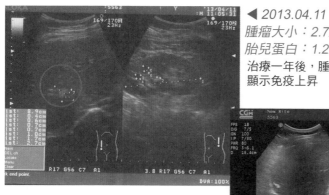

◀ *2013.04.11*
腫瘤大小：2.7X1.7 公分
胎兒蛋白：1.22
治療一年後，腫瘤方逐漸縮小，
顯示免疫上昇

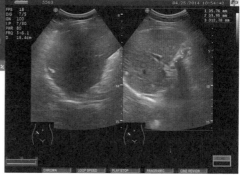

▶ *2014.04.25*
治療二年後，腫瘤才完全消失，
表示免疫力遠大於腫瘤的擴張

Note：癌症腫瘤最好的治療方式～以西醫主流為主，清除癌症腫瘤。再以整體自然
醫學為輔助，提升免疫力，預防癌症腫瘤再復發！

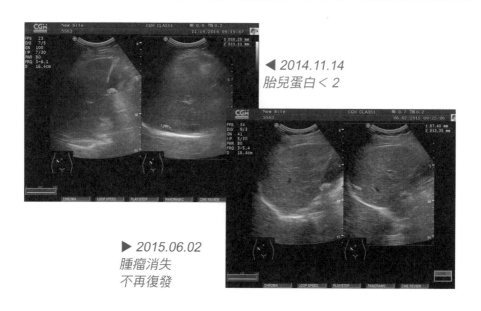

◀ 2014.11.14
胎兒蛋白＜ 2

▶ *2015.06.02*
腫瘤消失
不再復發

癌症的第四次革命
——免疫療法

　　2018 年 9 月 30 日，衛福部終於通過開放人體細胞免疫療法將用於常規治療，等公告過後，只要是施行辦法上所列的項目，都可以用於病患的常規治療，並收取費用，對許多癌症患者來說或許是個很大的福音，畢竟又多了一種治療的選擇，多了一個生存的希望。

　　然而，癌症免疫療法是什麼呢？大家對免疫療法又了解多少呢？這裡我們簡單的介紹讓大家了解一下免疫療法。

👁 癌症免疫療法的歷史

　　關於癌症最早的文獻紀錄大概來自於公元前 2600 年的埃及法老 Imhotep 腫瘤部分切除及感染後，腫瘤即自動消失。在 13 世紀，羅馬天主教聖徒 Peregrine Laziosi 所患的骨肉瘤，在一次嚴重的細菌感染之後自動消失了。而在 18~19 世紀，對於未能手術的腫瘤，留給感染處理，這是當時的治療原則。1891 年，在美國骨科腫瘤醫生威廉‧科萊（William Coley）臨床案例發表，一位頭頸癌末期已轉移肺部及扁桃腺的患者，因受到嚴重的感染，造成腫瘤自動消失，健康地多活了 8 年。後來因腫瘤復發而過世。當時他在美國紐約市宣稱，感染可以刺激免疫系統來抗癌（fight cancer）。但當時的醫學並未重視此觀點及進一步研究。

　　因為從 1900 年代德國物理學家倫琴（Rontgen）及法國科學家居禮夫人發現放射線後，放射治療在醫學上的發展突飛猛進。1940 年，二次大戰期間，化學治療也發展迅速，所以 20 世紀的癌症治療主流為手術、電

療、化療。但是癌症的第二次革命治療（放射治療、化學治療）以及癌症的第三次革命治療（標靶治療、血管增生制劑），這些治療目標都在「癌症腫瘤」本身。除了手術可以明顯地延長存活率之外，其他的方法都只是使腫瘤縮小，特別是已轉移或又復發的末期腫瘤，在延長存活率上的成效有限。

而最新的 2010 年代，屬癌症治療的第四次革命——免疫療法，在癌症的治療上轉為針對自身的「免疫系胞」。提升免疫系胞辨認癌症的能力，進而精準地攻擊癌症，而且明顯地提升了存活率。所以在癌症的治療上，取得突破性的進展。免疫系統擔負有保護人體不受外在細菌病毒病原體的威脅，應該也具有保護人體不受癌症破壞的能力，但為何免疫系統對癌症總是束手無策，是免疫系統太弱，無法殺死癌細胞嗎？其實真正的原因在於免疫系被癌細胞偽裝所欺騙，所以癌症免疫療法就是訓練免疫細統的大軍，讓他們能辨識癌細胞、攻擊癌細胞。利用免疫系統對癌細胞展開具有專一性、持久性的攻擊，所以比傳統的治療方式能有更好效果。

癌症免疫療法究竟是什麼？

以下是目前國家核可的癌症免疫療法的整理，供大家參考。

國家 FDA 認證核准的癌症免疫療法

分類	FDA 認證	原理	優缺點
化學免疫療法	美國	利用化學製劑終結免疫系統和癌細胞握手言歡，讓免疫系統識別出癌細胞，如：CTLA-4、PD1、PDL1 等免疫檢查點抑制劑	效果比傳統的化療好，尤其是皮膚癌黑色素瘤，少數的肺癌、腎臟癌、大腸癌等也有一到二成的效果。 副作用明顯，但小於傳統的化療。有可能腫瘤消失一段時間後，發生致命的副作用。 費用（台幣 300~900 萬／年）
細胞免疫療法（T-cell 輸入法）	1. 日本 2. 美國 3. 台灣	抽出自己血液 T 細胞，體外培養增殖後，再自體回輸，如：CAR-T	效果好～特別是血癌，跟淋巴癌。 副作用、風險及療效維持的時間，目前不明。偶有死亡的案例報告。 費用（台幣 1000~1400 萬）
病毒免疫療法	1. 前蘇聯拉脫維亞 2. 美國 3. 大陸	找出適當的溶瘤病毒，對正常細胞不影響，只會感染及破壞癌細胞。進而引起二次免疫反應，誘導 T 細胞圍毆癌細胞。如：天然的 ECHO-7 病毒、基因改造的疱疹病毒	效果好，因為病毒會親瘤及溶瘤 & 誘發二次免疫反應。尤其是皮膚癌黑色素瘤、頭頸部腫瘤，其它乳癌、肺癌、肝癌、胰臟癌、胃癌、大腸癌、攝護腺癌等也有成功案例。 無明顯副作用，頂多一到三天輕微發燒。 費用（台幣 30~80 萬／年）

化學免疫療法

台灣目前使用的免疫療法大都源自美國的化學免疫療法系統（如免疫檢查點抑制劑）。人體的免疫系統擔負對抗感染及消滅癌症的任務，但醫界卻發現免疫細胞上有一種蛋白質 PD-1，它會抑制免疫細胞的活動，讓免疫細胞看到癌細胞也視而不見，癌細胞因而躲過免疫系統的偵察，所以免疫檢查點抑制劑，利用可以對抗 PD-1 的單株抗體，活化免疫細胞的偵察力，讓免疫細胞對癌細胞發動攻擊，利用人體本身的免疫機制來抗癌。

化學免疫療法比起傳統的化學治療效果更好，腫瘤消失的比例也更高，但一段時間後有可能復發。

美國於 2000 年初，意外地發現末期的皮膚癌黑色素細胞瘤，經過化學免疫療法，有二成的病患，腫瘤竟然消失，甚至活超過十年（一般五年存活率小於 7%）。所以美國 FDA 在十年內快速通過化學免疫療法為癌症合法的療法，後來亦發現少數的肺癌、腎臟癌、大腸癌等也有些許程度不同的效果。

經過長期觀察而進一步發現，只要活超過二年的患者，都可以活超過十年以上，直到今日，最久的已活了 14 年以上。故「癌症是可痊癒的」觀點上，帶來一線曙光。

但是因為大部分的癌症末期治療效果有限，甚至可能在治療腫瘤消失一段時間後，還會產生致命的副作用。所以現在研究的另一重點在於生物標記（biomark），期待能夠找出適合做化學免疫治療的那一到二成的病患，以達到能治癒癌症，又沒明顯副作用的目標。相信不久的將來，這方面會有令人振奮的研究結果。

細胞免疫療法

所謂的細胞免疫治療，是以抽取患者自身的血液組織，加以分離、培養、活化，再回輸到病患體內，用以提升病患自身的免疫系統對抗腫瘤的反應，達到治療的目的。其中主要的治療方式有以 T 細胞和 NK 細胞，最能展現抗癌的效果。

T 細胞

T 細胞治療又可分三大類：

腫瘤浸潤淋巴細胞（Tumor Infiltrating Lymphocyte, TIL）：取自病人腫瘤組織，利用細胞激素刺激增加數量再回輸，主要用來治療黑色素瘤。

專一性 T 細胞 (Antigen-specific T cell)：從病人的血液中取得 T 細胞，再以細胞激素刺激以及以呈現腫瘤特定抗原的免疫細胞，一同培養出具專一性的 T 細胞，再回輸病人體內。

基因修飾的 T 細胞（gene-modified T cell）：雇名思義是一種基因工程技術，主要是修改 T 細胞表面受體（receptor），提高 T 細胞對腫瘤抗原的專一性，並增強 T 細胞的免疫反應以及在體內的存活時間，即所謂的 CART (Chimeric Antigen Receptor T-Cell, CAR T-cell)

NK 細胞

NK 細胞又名「NK 自然殺手細胞」可從自體或異體的周邊血液分離取得，也可使用已建立的 NK 細胞株，於體外培養擴增後，再回輸病人體內。

以前自體細胞治療，僅限用於癌末第四期的病人。但今年衛福部修正「特定醫療技術檢查檢驗醫療儀器施行或使用管理辦法」條文，開放六項細胞治療技術。這六項治療包括：自體細胞治療，包括自體細胞治療、

自體脂肪幹細胞治療、自體纖維母細胞、自體骨髓間質幹細胞、自體骨髓間質幹細胞及自體骨髓軟骨細胞移植等，而在適應症方面，涵蓋腦中風、癌症、下肢缺血、困難傷口與大面積燒傷、皮膚缺損、脊椎損傷等，其中在癌症治療上的開放幅度最大，納入血癌、前三期實體癌症經標準治療方法皆無效者，屬一重大突破。

整體自然醫學的免疫療法，不只可用在癌症的治療，還可以用在慢性病方面的治療。

病毒免疫療法

20 世紀初義大利患子宮頸癌婦女因被狗咬，在打了狂犬病疫苗後，巨型腫瘤竟消失，並相繼有其他類似的案例發生。早期病毒療法只對某些癌症有效，因為當時缺乏病毒改良技術，而且放療及化療技術進步快速，故病毒免疫療法一直未受到重視及進一步研究。

「病毒免疫療法」是找出專門對付癌細胞的溶瘤病毒，就像神奇的武器一般，可治療某些癌症。溶瘤病毒會優先感染並殺死癌細胞。被感染的癌細胞成為病毒的可憐宿主，不但被迫幫忙複製病毒，最後還會被大量的病毒撐破，並且釋放出新的感染性病毒顆粒形成病毒軍團，繼續感染並破壞剩餘的癌細胞，造成重覆循環連環爆的效果。

病毒經血液迴流全身後，會主動尋找到體內所有癌細胞，直到體內癌細胞全數被消滅為止。這些病毒軍團還能召喚免疫細胞共同消滅癌細胞。

經過挑選天然或基因操作改造的溶瘤病毒，具有感染並破壞人體癌細胞的潛力，卻不會傷害健康的細胞，因此具專一性及持久性。

源自前蘇聯拉脫維亞系統，病毒免疫療法 RIGVIR（前蘇聯 FDA 認證），利用天然且非基因改造的 Echo-7 病毒，以肌肉注射的方式施打後，

病毒不但不感染正常的細胞，並會自動搜尋癌細胞、侵入癌細胞、利用癌細胞複製大量病毒，而後撐破癌細胞後釋出大量病毒，繼續感染其他癌細胞，產生溶瘤破壞作用，直至找不到癌細胞為止。而且臨床上已證實 Echo-7 病毒可以喚起免疫系統產生二次免疫反應，讓體內的免疫大軍圍毆癌細胞。

根據前蘇聯拉托維亞數千個臨床治療案例的報告，除了對皮膚癌黑色素瘤有明顯的效果之外，其它如肉瘤、乳癌、肺癌、肝癌、胰臟癌、胃癌、大腸癌、攝護腺癌、子宮癌等亦有明顯的療效。更好的是，完全沒有嚴重的副作用。頂多是一到三天的輕微發燒（37~38 度）或疲勞，而且機會非常少（very rare- 小於 1 萬分之一）

病毒免疫療法的副作用通常都很溫和，機會很少（very rare<1 萬分之 1），常見類似像輕度流行性感冒般的症狀，通常輕微發燒一到三天。特殊的親瘤和溶瘤病毒被認為不僅直接破壞腫瘤細胞，而且刺激宿主免疫系統引發抗腫瘤的二次免疫反應免疫反應，讓免疫細胞群起圍毆癌細胞。

關於癌症的成因與治療
更多詳細資訊，請用手機掃 QR Code 即可線上觀看影片

INTERNATIONAL VIROTHERAPY CENTER

CERTIFICATE OF TRAINING COMPLETION

Certificate No. 2016 – 33

This document certifies that

Ta-En Lo, M.D.

*has successfully completed the course of the use of Rigvir® in oncolytic virotherapy
and in the prevention of secondary immune deficiency.*

International Virotherapy Center
Head of Research and Development

Pēteris Alberts, PhD.
Assoc. Prof., Dr. Med. h.c.

Latvian Virotherapy Association
Chairman of the Board

Dite Venskus, PhD

Riga, Latvia, September 29, 2016

本院羅大恩院長，在 2016 年 9 月份參加拉脫維亞（前蘇聯）「國際病毒療法中心（Inernational Virotherapy Center／IVC）」的認証訓練，乃全球第 33 席位百大醫師，榮獲亞洲地區首位 IVC 授權醫師的殊榮。

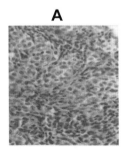
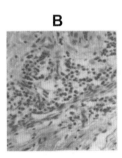
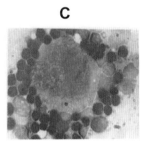

A：病毒免疫療法前，癌細胞組織病理切片，許許多多的黑點代表眾多的癌細胞。

B：病毒免疫療法治療後 24 小時，癌細胞組織切片顯示眾多癌細胞已死已與凋零，故濃密黑點變稀疏。

C：把 B 圖放大分析，即可見到臨床上（非實驗室）的證據～病毒免疫療法誘發自身的淋巴球（T 細胞）圍毆癌細胞！

結語

1，000，000，000

　　健康是 1，其他都是 0，許多人追求銀子、房子、車子、孩子，過程中失去了健康，不只是自己的損失，也造成家人的困擾，提醒您擁有健康、擁有一切。

　　健康也是點點滴滴累積，不因小病而忽略它，虹膜學 & 鞏膜學是一個可以自我檢查的知識，國際虹膜學花了 60 多年，百萬案例才整理出來的成果，期待您能因本書而受益，也希望您多與親友分享健康知識，祝福您有健康幸福美滿的人生。

本書相關 QRC 訊息如下：

官網——大恩整體自然醫學

關於過敏

關於整體自然醫學

關於重金屬

關於癌症的成因與治療

國家圖書館出版品預行編目資料

眼球檢查法：一眼就能看出疾病的根源 / 羅大恩著. -- 初版. -- 臺中
市：晨星, 2018.11
　　面；　公分. --（健康百科；40）

ISBN 978-986-443-545-6（平裝）

1.眼科　2.眼部疾病

416.7　　　　　　　　　　　　　　　　　　　107019296

健康百科 40

眼球檢查法
一眼就能看出疾病的根源

作者	羅大恩
主編	莊雅琦
協助編輯	劉容瑄
封面設計	賴維明
美術排版	曾麗香
創辦人	陳銘民
發行所	晨星出版有限公司
	台中市西屯區工業30路1號1樓
	TEL：(04)2359-5820　FAX：(04)2355-0581
	行政院新聞局局版台業字第2500號
法律顧問	陳思成律師
初版	西元2018年11月23日
	西元2019年07月02日（二刷）
總經銷	知己圖書股份有限公司
	106台北市大安區辛亥路一段30號9樓
	TEL：02-23672044／23672047　FAX：02-23635741
	407台中市西屯區工業30路1號1樓
	TEL：04-23595819　FAX：04-23595493
	E-mail：service@morningstar.com.tw
	網路書店 http://www.morningstar.com.tw
讀者專線	04-23595819 # 230
郵政劃撥	15060393（知己圖書股份有限公司）
印刷	上好印刷股份有限公司

定價399元
ISBN 978-986-443-545-6

可至線上填回函！